Christine Ranzinger

STEH AUF ... SEI FREI

Yoga, Meditation, Selbsterkenntnis

vianova

1. Auflage 2015

Telefon (06 61) 6 29 73 | Fax (06 61) 96 79 560
E-Mail: info@verlag-vianova.de
www.verlag-vianova.de

Umschlaggestaltung: Guter Punkt • München
Satz und Layout: Sebastian Carl • Amerang
Druck und Verarbeitung: Appel und Klinger • 96277 Schneckenlohe

ISBN 978-3-86616-335-5

Inhalt

Vorwort

Das Buch, das Sie in Ihren Händen halten, wuchs über einen längeren Zeitraum: Überwiegend entstand es in einer kleinen Stadt im Südosten Thailands, im Haus meiner thailändischen Freunde. Ich sitze dort oft über dem Fluss, während ich schreibe, und wenn mein Blick in den Dschungel fällt, sehe ich oft irgendwelche Affen und manchmal auch den einen oder anderen Papagei. Zum Teil entstand es auch auf einem meiner Lieblingsstrände, auf einer Insel, die dort in der Nähe ist, und zum Teil in meiner Heimatstadt München und an anderen Plätzen dieser Welt.

Die Aus-Zeiten meiner Reisen sind für mich wie „persönliche Retreats", in denen ich mir die Zeit und den Raum kreiere, mich tiefer mit den Inhalten zu befassen, die ich zuhause vermittle. Manchmal besuche ich unterwegs auch das eine oder andere Kloster (oder einen Aschram, falls es in Indien ist). Ich entdecke mich dabei aus einem sehr lebendigen Nichts heraus immer wieder neu. Da ist es eigentlich eine ganz natürliche Konsequenz, dass in dieser Zeit auch oft die Roh-Manuskripte für meine Bücher entstehen. Weil ich gerne mit leichtem Gepäck reise und computer-technisch etwas antiquarisch veranlagt bin, habe ich zudem den Vorteil, dass ich von „meiner" inneren Stille nicht durch allzu viele Außen-Impulse abgelenkt werde. Wenn ich bei einer Tasse Tee aufs Meer (oder in den Dschungel) schaue, kommen mir oft die besten Ideen, was ich zuhause anders oder besser machen kann.

Ich komme in Asien anders als in Deutschland in Kontakt mit der „geistigen Welt“, weil ich vielmehr Zeit habe und viel weniger Verpflichtungen. Ich habe vielmehr die Zeit und den Raum, zu spüren und neu zu evaluieren, was wirklich wichtig ist für mich. Indem ich dies so niederschreibe, bemerke ich, dass es einem Teil in mir widerstrebt, dies zu tun – denn was ist eigentlich mit dieser „geistigen Welt“ gemeint …? Ich weiß keine wirkliche Antwort darauf, und ich denke, dass es für jede/n von uns etwas ganz anderes bedeuten kann. Für mich bedeutet es zum Beispiel: dass ich mich der Stille öffne, die ich in mir trage, aus der zum Beispiel auch diese Worte von mir zu Ihnen finden. Doch, wie auch immer: Viele Wege führen nach Rom, und lassen wir dabei Rom als Synonym für den Tempel unseres Herzens gelten, dafür, dass wir zuhause sind, ganz tief in uns selbst, weil die tiefste Sehnsucht unseres Herzens gestillt ist.

Ich habe gelernt, bestimmte Sachverhalte zu entmystifizieren. Dadurch bin ich tiefer in meinem Selbstvertrauen verankert. Und wie meine Yogalehrerin Elisabeth Haich zu sagen pflegte: „Selbstvertrauen ist Gottvertrauen“. Es liegt nicht an der Sonne, dass wir sie nicht sehen können, wenn der Himmel bewölkt ist. Denn so wie die Sonne strahlt, ganz einfach, weil es ihre Natur ist zu strahlen und sie dadurch die Pflanzen wachsen lässt und Mensch und Tier mit Lebenskraft und Wärme versorgt, so existieren auch wir Menschen aufgrund einer absichtslosen Kraft, die unser Motor, unser Ursprung und unsere Grundlage ist.

Ich möchte Sie bitten, dass Sie sich jetzt, nur für einen Augenblick, der Frage öffnen, was wirklich-wirklich wichtig ist für Sie in Ihrem Leben. Was ist die tiefste Sehnsucht Ihres Herzens …? Wofür möchten Sie, dass Ihr Leben steht …? Lassen Sie sich von dieser Sehnsucht berühren und versprechen Sie sich, ihr zu folgen – ganz gleich ob Sie sie benennen können, und ganz gleich, was es Sie kostet.

Christine Rautinger

„Steh auf … sei frei! Wisse dass jeder Dich schwächende Gedanke und jedes Dich schwächende Wort auf dieser Welt das einzige wirkliche Übel ist. Alles was den Menschen schwächt und was ihm Furcht einflösst, ist das einzige Übel, das er ängstlich meiden sollte."

(Swami Vivekananda, 1863 - 1902)

Einleitung

Yoga boomt, Meditation ist „in". Was noch in den 70er und 80er Jahren als sehr neu und exotisch galt, ist mittlerweile in weiten Teilen der Bevölkerungsschichten angekommen. Krankenkassen fördern den Yoga-Unterricht für ihre Klienten, kaum ein Fitness-Studio kommt ohne Yogastunden aus, geschweige denn all die kleinen und größeren Yoga-Zentren, die für den stressgeplagten Menschen von heute Inseln sind für effektive Entspannung, verbunden mit mit einer wunderbaren Möglichkeit der Gesundheitsvorsorge und ganzkörperliches und seelisches Wohlbefinden. Achtsamkeits-Meditation wurde als Mittel zur Sucht-Prävention entdeckt. Jedes Jahr lassen sich mehr und mehr Menschen darauf ein, sich in der einen oder anderen Tradition des Yoga oder auch der Meditation aus- und weiterzubilden, um diesen für sich stimmig erkannten Weg an andere weiterzuvermitteln.

Meistens betrifft dies den einen oder anderen Zweig des Hatha-Yoga. Das bedeutet, dass in den meisten der angebotenen Yogakurse hauptsächlich mit bestimmten Körperhaltungen in Verbindung mit bewusster Atmung gearbeitet wird. Ursprünglich wurde Hatha-Yoga „erfunden", um den Körper auf die Meditation vorzubereiten. Tatsächlich ***ist*** Hatha-Yoga Meditation, wenn ganzheitlich geübt wird, und das bedeutet ganz einfach, dass wir mit unseren Gedanken und Gefühlen ganz bei der Sache sind. Und doch ist Yoga so viel mehr. Mit Yoga betreten wir einen Weg in die Stille, die in unserem innersten Wesenskern darauf wartet, dass wir sie entdecken.

Das kann zum Beispiel, wie schon angedeutet, durch das Bewusstsein für den Körper geschehen, aber der Zugang ist auch von anderen Ebenen aus möglich. Dieses Buch führt Sie auf verschiedenen Wegen in das innerste Zentrum, in die Essenz eines jeden Yoga-Weges und damit auch in den innersten Kern Ihres Wesens, in Ihren ursprünglichen Wesensgrund.

Dazu gehen wir im Wesentlichen von drei Ebenen (tri loka) aus:

Ebene 1: Körperwahrnehmung

- Im ersten Teil geht es um das Bewusstsein für den Körper, vor allem um die Schulung der Konzentration, eine der wichtigsten Voraussetzungen, um tiefer in die Meditation einzusteigen. Es werden verschiedene Methoden / Möglichkeiten vorgestellt, damit Sie sich aussuchen können, was Ihnen am besten liegt.

  Hatha-Yoga, stilles Sitzen (ZaZen) sowie die Arbeit mit Mantras sind dabei. Diese Techniken verankern Ihr Bewusstsein im Körper und sind hilfreich, wenn Sie sich darin schulen möchten, bei einer Sache zu bleiben, oder nach einer ausgedehnten Meditation durch eine andere Methode wieder gut im physischen Körper verankert sein möchten. Zudem werden die Konzepte der Chakren und Koshas vorgestellt, die unsere Wahrnehmung / Wirklichkeit erweitern.

Ebene 2: Seelenbewusstsein

- Im zweiten Teil, dem Herzstück des Buchs, geht es darum, wie Sie sich inniger mit Ihrem tiefsten Wesenskern verbinden können, und wir entdecken gemeinsam das Geheimnis des Raja-Yoga – die fünf ursprünglichen Wesens-Qualitäten und die Struktur unserer Seele. Dazu gibt es Meditationen, die Sie mit diesen ursprünglichen Bewusstseins-Zuständen verbinden. Wir entdecken Wege, wie Sie die Verbindung zu Ihrem ursprünglichen Wesenskern bewusster gestalten und tiefer in sich verankern können.

Verschiedene Exkurse philosophischer Natur runden insbesondere diesen Teil ab. Auf dem Weg des Raja-Yoga benützen wir eine mehr wissenschaftliche Herangehensweise, um die Natur unserer Seele besser verstehen zu können. Das bedeutet, dass wir von einer Annahme ausgehen, wie die Dinge sein könnten. Genau dadurch öffnen wir uns quasi mit wissenschaftlicher Neugier dem Experiment der Meditation und erkennen so den für uns stimmigen Wahrheitsgehalt der vorgestellten Inhalte und Meditationen.

Ebene 3: Geistesfreiheit

- Der dritte Teil behandelt den Weg der Selbstergründung nach Ramana Mararshi. Auf diesem Weg bauen Sie, salopp gesagt, Ihre Persönlichkeit und Identifikationen auseinander, wie ein Gerüst, das Sie nach und nach dekonstruieren. Indem Sie die Identifikationen Ihrer Persönlichkeit nach und nach durchleuchten, die Ihren Wesenskern wie verschiedene Schleier verhüllen, können Sie erkennen, was Sie nicht sind. Und genau dadurch können Sie entdecken, wer Sie wirklich sind, und Glück und Freiheit erfahren.

Sie erhalten eine Fülle an praktischen Anregungen, die Sie mit in Ihren persönlichen Alltag nehmen können und die ich als gut und hilfreich empfinde, damit Sie tiefer in den Zustand des Yoga bzw. der Meditation hineinfinden können – in einen Zustand, in dem die Denkbewegungen des Geistes zur Ruhe finden, wie es so schön in den alten Yogschriften heißt, um von dort ausgehend noch weiter in die Tiefe zu forschen und die Schätze zu entdecken, die in uns schlummern und aufgeweckt und bewusstgemacht werden wollen.

An manchen Stellen wird sich die persönliche Anrede vom **Sie** zum **Du** verändern. Lassen Sie sich davon nicht verwirren ... Es hängt ganz einfach damit zusammen, dass ich festgestellt habe, dass die Meditationen manchmal tiefer wirken, wenn als Anrede das persönlichere **Du** verwendet wird. Gleichzeitig möchte ich Ihnen die Freiheit lassen, sich immer wieder neu zu orientieren und zu entscheiden, wie tief Sie sich einlassen wollen, und habe mich deshalb dafür entschieden, im Text meistens das etwas weniger persönliche **Sie** zu verwenden.

Und wie immer gilt: Nehmen Sie aus diesem Buch einfach mit, was Sie für gut und richtig halten, und lassen Sie den Rest beiseite. Vielleicht trifft Sie gerade eine dieser Stellen ein paar Wochen oder Monate später mitten ins Herz. Vielleicht lesen Sie das Buch „in einem Rutsch" durch, weil Sie es gar nicht mehr aus der Hand legen wollen. Oder Sie blättern es immer wieder einmal an einer bestimmten Stelle auf, um etwas nachzulesen, was dann den Weg in Ihr Denken und von dort aus in Ihr Leben findet. Wie immer kann dieses Buch nicht den Kontakt zu Ihrem persönlichen Lehrer ersetzen, und keine der vorgestellten Meditationen ist ein Heilmittel für alles. Falls Sie in der einen oder anderen der vorgestellten Traditionen zuhause sind und Ihnen mein Zugang an manchen Stellen etwas unorthodox erscheint, möchte ich Sie bitten, die Qualitäten von Toleranz und Nachsicht walten zu lassen.

Mit den allerbesten Wünschen für Ihr Wohlergehen auf dem Weg, der für Sie der beste ist – von Herzen Ihre

Christine Rautinger

Zur Vorbereitung

Wenn Sie diesen Leitfaden in Ihren Händen halten, ist das wahrscheinlich kein reiner Zufall. Oder es ist vielleicht einer von diesen Zufällen, dass Ihnen hier etwas begegnen wird, nach dem Sie sich bewusst oder unterbewusst schon seit einer ganzen Weile gesehnt haben. Meistens geht es im Leben ja darum, dass wir zufrieden und mit dem in Einklang sind, was wir an Ereignissen und Herausforderungen gespiegelt bekommen. Manchmal fehlt uns vielleicht das Gefühl von Heimat, das Gefühl des Aufgehobenseins in einem größeren Gesamtzusammenhang. Oder es fällt uns schwer, innere und äußere Rhythmen in Einklang zu bringen. Dieses Buch kann dabei helfen, indem es Wege aufzeigt, auf denen wir uns selbst näherkommen können. Ganz wesentlich dafür ist, dass wir innehalten, damit wir uns der tiefsten Sehnsucht unseres Herzens bewusst werden, um ganz aus der Fülle unserer Kraft schöpfen zu können. Dazu erhalten Sie ein breit gefächertes Spektrum an Möglichkeiten, weil unterschiedliche Charaktere ganz einfach auch oft verschiedene Wege brauchen.

Dabei ist es oft hilfreich, wenn wir uns der Strukturen bewusst werden, die uns daran hindern, diese Zustände (z. B. Liebe oder Frieden) zu erleben, und das ist manchmal auch mit Arbeit verbunden, vor allem mit der Arbeit an uns selbst. Wobei Arbeit nicht ganz das richtige Wort ist, denn eigentlich geht es ja mehr an ein Zurückerinnern, oder besser noch: um ein Entdecken unserer ursprünglichen Natur. Dafür brauchen wir die Disziplin, dass wir uns ein tägliches Zeitfenster erschaffen, das wir der Ausrichtung nach innen, dem Erforschen unserer inneren Strukturen widmen. Auch die körperbetonten Wege des ersten Teils empfinde ich als Meditationen, wenn Sie mit ganzheitlicher Bewusstheit geübt werden, wenn wir also mit Kopf und Herz im Körper verankert sind.

Denn im Grunde sind wir ja alle lichtvolle Wesen, deren Geburtsrecht es ist, in Glück und Harmonie, in Freude und Einklang zu leben. Nun ja – und manchmal ist das nicht ganz so einfach, wie es klingt, weil wir uns selber im Weg stehen und es uns nicht erlauben, uns so zu erleben, wie es unserer wahren Natur entspricht.

Begleitübung zum Buch: Selbstbefragung

Ich möchte Sie jetzt zu einem Experiment einladen. Denn damit wir gemeinsam tiefer in die Materie eintauchen können, empfinde ich es als sehr hilfreich, wenn Sie zunächst Ihre eigene Einschätzung der Dinge klären. Dafür habe ich für Sie einen Fragen-Katalog zusammengestellt, der Sie dazu einlädt, Ihre eigene Wirklichkeit zu erkunden. Lesen Sie sich die folgenden Fragen aufmerksam durch und lassen Sie sie in sich hineinwirken, und zwar am besten, ohne unbedingt eine schnelle Antwort zu erwarten. Wir bewegen uns hier in der guten, alten Tradition der Zen-Meditation, in der der Meister den Schüler mit manchmal absurden Fragen testet/e, um den Grad der Reife seines Bewusstseins festzustellen. Eine der bekanntesten Zen-Geschichten erzählt z. B., wie der Meister in die Hände klatscht und dann den Schüler fragt, ob dieser den Klang der rechten oder linken Hand gehört habe. Natürlich gibt es darauf keine rationale Antwort, aber das Darüber-Nachsinnen öffnet den Zugang in die tieferen Schichten unserer inneren Weisheit, unserer ganz individuellen Intuition. Deshalb möchte ich Sie bitten, auf genau diese Art und Weise mit den folgenden Fragen zu experimentieren.

Am besten suchen Sie sich die Frage aus, die Sie am intensivsten anspricht.

Nehmen Sie sich vor, dass Sie sie mindestens eine Woche lang – besser wären 21 Tage (so lange dauert es, bis sich im Gehirn neuronale Vernetzungen bilden) – für ungefähr eine halbe Stunde am Tag wiederholen, ohne eine bestimmte Antwort zu erwarten. Versuchen Sie eher ein Gefühl für Ihre innere Wahrnehmung und Wirklichkeit zu finden und in die Tiefe loszulassen, als in rationalen (linearen) Denkprozessen zu verharren. Wesentlich ist die Kontinuität der Übung, am besten stets zur ungefähr gleichen Uhrzeit …!

Fragen-Katalog:

- Woran möchte ich glauben?
- Was passiert mit mir, wenn mein Körper stirbt?
- Was ist der tiefere Sinn und Zweck meines Lebens?
- Warum bin ich, wo ich bin?
- Was ist die tiefste Sehnsucht meines Herzens? und: Was hindert mich daran, ihr zu folgen?
- Wer bin ich?
- Woher komme ich?
- Wohin gehe ich?
- Wie würde ich das „Höchste Wesen“, „Gott“, beschreiben?

Eine ***Alternative*** besteht darin, mit einem Menschen Ihres Vertrauens zu üben:

Setzen Sie sich einander gegenüber und einigen Sie sich auf eine der Fragen. Eine/r von Ihnen spricht 10 Minuten über die gewählte Frage, ohne das Gesagte mit dem Verstand zu zensieren. Der Andere hört ganz einfach zu, ohne Meinungen oder Kommentare abzugeben. Nach 10 Minuten tauschen Sie die Rollen.

Exkurs
Meditation – oder: in die Stille lauschen

Hinweis: Wenn Sie meditieren möchten, ist keine religiöse Ausrichtung erforderlich. Wenn in der Folge von Gott gesprochen wird, sind Sie frei, stattdessen einen anderen Begriff zu wählen, der Ihrem Wertesystem entspricht, wenn Ihnen dadurch der Einstieg leichter fällt.

Es ist so wesentlich, dass wir uns wieder mehr nach innen ausrichten und unsere innere Stille wieder „erhören".

Damit das wirklich passieren kann, müssen wir uns täglich! ein Zeitfenster erschaffen, indem wir uns ganz einfach hinsetzen und uns selber zuhören weil wir uns dadurch selber besser kennen und begreifen lernen. Wenn wir das Geräusch unserer Gedanken und Emotionen „durchlauscht" haben, öffnet sich in uns ein Raum der Stille, und dadurch betreten wir auch einen Weg der Heilung.

Dadurch wächst das Bewusstsein für den gegenwärtigen Augenblick, das Vertrauen ins Leben und in uns selbst.

Wir lernen loszulassen, vielleicht zunächst schrittweise, und dadurch wächst unser Vertrauen ins Leben und in unser Schicksal noch mehr, und dadurch fällt uns das Loslassen immer leichter.

Durch dieses Vertrauen wiederum kann sich der gegenwärtige Augenblick in seinen Feinstrukturen und Nuancen entfalten, weil wir mit unseren Gedanken und Gefühlen jetzt und hier! sind und nicht mit einem Teil unsers Wesens irgendwo in Vergangenheit, Zukunft oder verschiedenen bereits stattgefundenen oder noch nicht stattgefundenen Möglichkeiten herumschwirren.

In der Stille können wir uns so erkennen, wie wir wirklich sind.

Die innere Stille als Basis, andere zu hören –
Indem wir innere Stille erschaffen, können wir anderen Menschen mit unserem ganzen Wesen zuhören. Das bedeutet nicht, dass wir immer der gleichen Meinung sein müssen. Doch wir sind bereit, unsere eigene Sicht der Dinge für einen Augenblick beiseite zu lassen, damit wir unser Gegenüber besser begreifen können.

Im buddhistischen Kontext gibt es dafür den schönen Ausdruck „mit dem Herzen lauschen" – also dem Anderen mit tief empfundenem Mitgefühl ganz einfach zuhören und dabei die eigene Person, all unser persönliches Wissen und unsere Erfahrungen (die das System unserer Wertigkeiten prägen) für einen Augenblick beiseitelassen: keine Ratschläge erteilen, nicht meinen, wissen zu müssen, was für den Anderen gut und richtig oder schlecht und nichtig ist. Ihn ganz einfach in seinem So-Sein annehmen und lassen, wie er oder sie eben ist, und dabei völlig gegenwärtig bleiben. Eines meiner Lieblings-Mantras, das ich von dem vietnamesischen Zen-Lehrer Thich Nath Hanh gelernt habe, heißt: Ich bin bei dir, jetzt und hier, in diesem Augenblick."

Das beinhaltet, dass wir uns immer wieder neu darin schulen, unsere Gedanken, Gefühle und sogar das Körperbewusstsein in den gegenwärtigen Augenblick hinein auszurichten. Dadurch entsteht Entspannung, eine Entspannung ins Leben, und damit verankert sich zudem in uns die Gewissheit, dass wir zur richtigen Zeit am richtigen Ort sind. In Thailand bedeutet „Ich verstehe dich" wörtlich übersetzt: „Du betrittst mein Herz".

Je intensiver wir die Fähigkeit geübt haben, uns selbst zuzuhören, umso freudiger werden wir auch anderen zuhören. Zuhören erzeugt Nähe, und Nähe lässt Freundschaft entstehen. Und was wäre das Leben ohne Freundschaft? Was wir aus unserem vollsten Herzen anbieten, bestimmt die Qualität unserer Beziehungen. Eine echte Beziehung basiert auf Aufrichtigkeit. Sie ist ehrlich und beständig und verzeiht, wenn etwas anders war, als es ursprünglich gedacht war. Das macht das Leben lebenswert. Es ist diese Liebe und die dadurch entstehende Nähe, die uns lebendig macht und die uns nährt.

Diese reine Liebe kann die schlimmsten aller Wunden heilen und wir können sie nur im Antlitz der Stille finden. Wir erleben sie nur dann, wenn wir nichts erwarten.

Wenn wir auf unser kleines Ich, auf unser Denken und unsere Alltagswünsche bezogen bleiben, blockieren wir die Verbindung zu unserem Herzen und dadurch auch unsere Verbindung zu Gott.

Kapitel 1

Schule der Konzentration – Physis und menschliche Energie

- Alltag als Übungsweg
- Yoga und Meditation
- Feinstoffliche Anatomie: Das Konzept der Koshas/ das Konzept der Chakras
- Blick auf Hatha-Yoga
- Die Arbeit mit Mantren
- Stille Achtsamkeits-Meditation

Integrierte Praxisübungen:

Übungen aus dem Hatha-Yoga / Meditationen zur Kosha- und Chakra-Aktivierung / Achtsamkeits-Meditation und die Arbeit mit Mantras

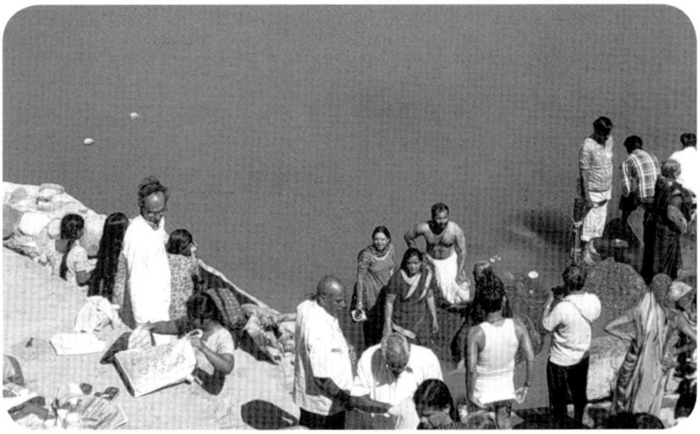

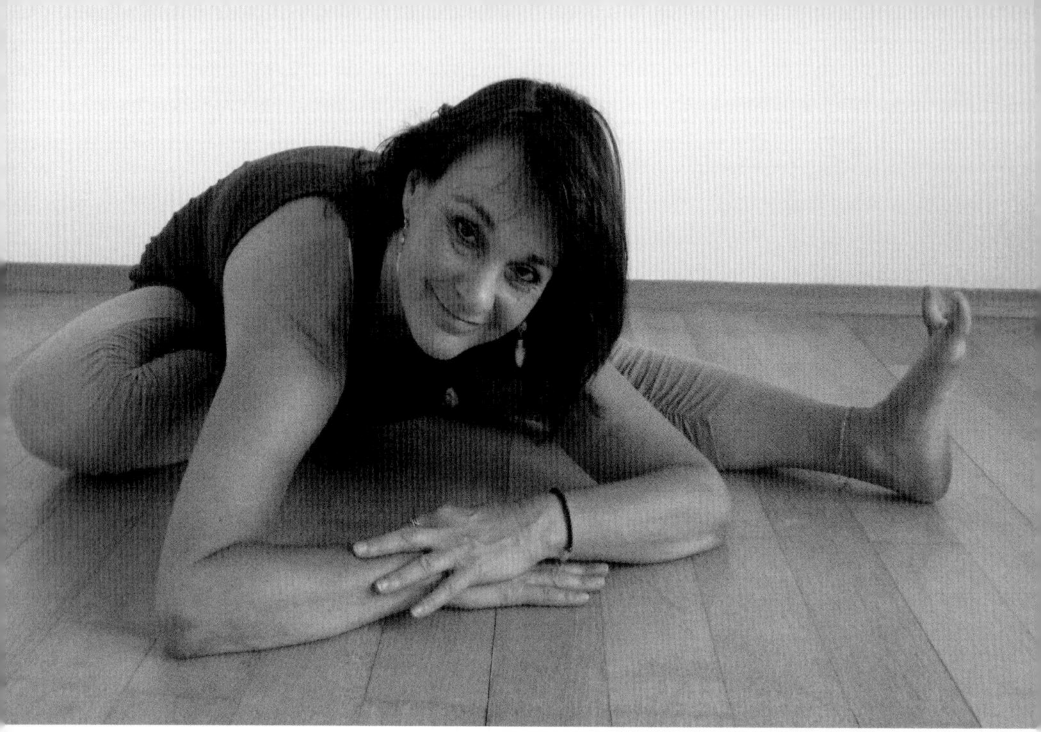

Alltag als Übungsweg

Ich möchte Sie bitten, sich jetzt einfach einmal – nur für einige Augenblicke – Ihres Atems bewusst zu werden, während Sie weiterlesen. Dann sind Sie nämlich bereits dabei, ins Hier und Jetzt zu finden, und das ist schon ein guter Einstieg in die Meditation. Nehmen Sie wahr, wie Sie sich jetzt, in diesem Moment, fühlen, und gönnen Sie es sich, einen Augenblick innezuhalten.

Denn das ist ebenso wesentlich wie das tägliche Verankern in der Stille: immer wieder auch im Alltag für einige Augenblicke innezuhalten und jeden Moment so an- und wahrzunehmen, wie er eben ist: angenehm, unangenehm, hässlich oder schön, und sich dann darin auszurichten, eben weil er so ist, wie er sich in diesem Moment zeigt. Wenn wir uns diese Haltung zu eigen machen, wird das Leben mehr und mehr selbst zur Übung, und das Leben selbst wird zu unserem Lehrer … Dadurch schaffen wir für uns die Basis der Akzeptanz, die aller Veränderung zugrunde liegt.

Ich möchte Ihnen vorschlagen, dass Sie in Ihrem Alltag immer wieder für einige Augenblicke innehalten und sich Ihres Atems und Ihrer Körperhaltung bewusst werden. Dazu sind zwei Minuten oder auch fünf Sekunden manchmal schon ausreichend. Lassen Sie in diesen Augenblicken alles los und akzeptieren Sie diesen Moment voll und ganz, einschließlich dessen, wie Sie sich fühlen und wie Sie die Dinge um sich herum wahrnehmen. Atmen Sie einfach und lassen Sie all Ihre Vorstellungen, wie der gegenwärtige Moment zu sein hätte, los. Lösen Sie sich von der Vorstellung, dass irgendetwas anders sein sollte, als es ist. Gestehen Sie es sich und Ihrer Umgebung zu, genau so zu sein, wie sie sind. Und wenn Sie die Stimme Ihres Herzens vernehmen können, dann folgen Sie ihr – achtsam und entschlossen.

Yoga und Meditation – Wege der Verbundenheit

Yoga bedeutet „verbinden“. Womit verbinden wir uns …? Zunächst einmal mit einem „**Zustand**, in dem die Denkbewegungen des Geistes zur Ruhe finden“ (Pantanjali, 1.2). Yoga ist demzufolge in erster Linie ein Zustand, und es gibt verschiedene Wege, die uns mit diesem Zustand verbinden können und die umgangssprachlich ebenfalls als Yoga bezeichnet werden. Die Verbindung mit diesem Zustand kann hergestellt werden durch die ganzheitliche (also die mentale, emotionale und körperbewusste) Konzentration in den physischen Körper, oder in Pranamaya Kosha (Energie-Körper), durch die Schulung und letztlich der Transzendenz der Emotionen (Bhakti) oder des Denkens (Jnana), und es ist unter anderem auch eine Frage des Temperaments, welcher Weg für welchen Menschen, besonders im Anfangsstadium, am besten geeignet ist.

Seit einigen Jahrzehnten „boomt" bei uns im Westen der Weg des Hatha-Yoga, und die Tendenz ist steigend. Der Hatha-Yoga beinhaltet (fast) alle Yoga-Wege, die mit dem Körper arbeiten, und deshalb erhalten Sie etwas weiter unten eine kleine Einführung in denselben. Außerdem werden wir in diesem Teil einen Ausflug unternehmen in die Welt des Mantra-Yoga – das Wiederholen bestimmter Silben (Namen Gottes), um die Konzentration zu schulen und verschiedene geistig-emotionale Transformations-Prozesse zu starten, und Sie werden verschiedene Methoden zur Schulung der Achtsamkeit kennenlernen.

Das Wort Meditation ist abgeleitet vom Lateinischen „medire", was so viel wie „heilen" bedeutet. Meditation kann tatsächlich auf sehr vielen Ebenen Heilung bringen – geistig, seelisch und bis zu einem gewissen Grad über das Nervensystem auch auf körperlicher Ebene. Es bedeutet auch „in medias res" – in die eigene Mitte zurückfinden.

Im Bereich der Meditation müssen wir zuerst einmal unterscheiden zwischen der Ebene der Konzentration und der tatsächlichen Öffnung in den Zustand der Meditation. Dieser Zustand ist meistens dann die Folge, wenn der Geist durch entsprechende Konzentrations-Techniken geschult wurde: Ganz oft wird dabei anfangs die Konzentration auf den Atem verwendet. Später im Verlauf dieses Texts werden wir noch weitere Facetten der Meditation kennenlernen und uns intensiver mit der Transformation unseres Bewusstseins befassen.

Weil eine Prise Praxis tausendmal mehr wert ist als 5 Tonnen Theorie (frei nach Swami Sivananda), folgt an dieser Stelle eine Meditation zur Schulung der Achtsamkeit, die verschiedene Möglichkeiten der Konzentration beinhaltet. Wenn das Abenteuer der Meditation für Sie noch ein relativ neues Gebiet ist, möchte ich Ihnen ans Herz legen, eine der in dieser Meditation vorgestellten Techniken auszuwählen und sie für ungefähr 3 Wochen einmal oder zweimal am Tag zu üben, damit sich Ihre

Fähigkeit zur Konzentration vertieft, oder etwas nach vorne zu blättern in die zugegebenermaßen sehr minimalistische Einführung in den so bekannten Baustein des Hatha-Yoga.

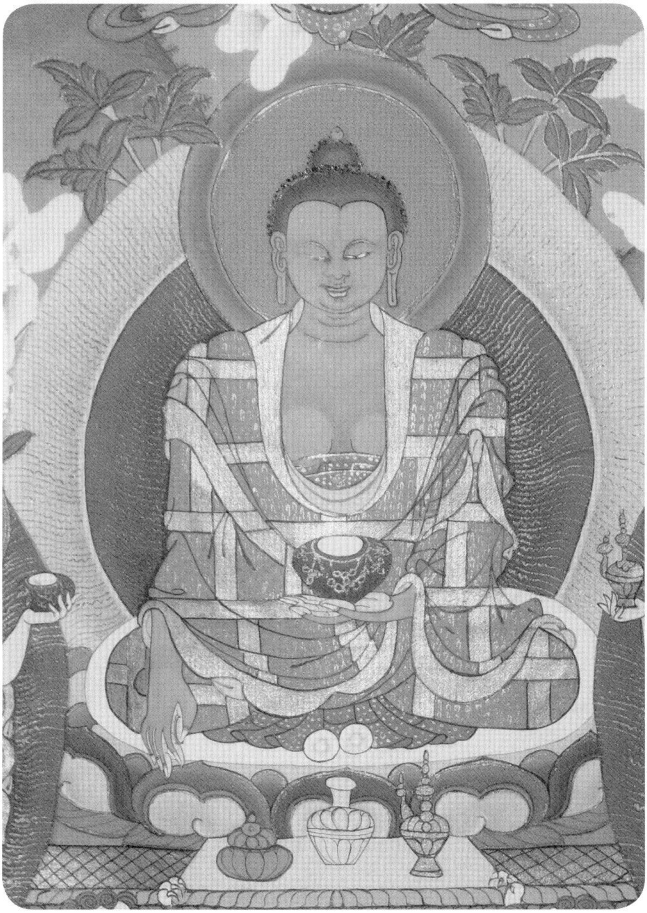

Praxis
Meditation „Schulung der Achtsamkeit“

Finden Sie eine Sitzhaltung, in der Sie mühelos aufrecht und gerade sitzen können. Das kann auch auf einem Stuhl sein, wenn Sie beide Füße fest auf den Boden stellen und darauf verzichten, sich anzulehnen. Fühlen Sie mit der rechten Hand den Puls am linken Handgelenk und finden Sie heraus, wie viele Pulsschläge in eine Ein- und wie viele in eine Ausatmung passen. Vertrauen Sie dabei auf Ihre Empfindungen.

Versuchen Sie dann, Ihren Atem rhythmisch werden zu lassen. Zählen Sie beim Einatmen bis 4, halten Sie für 4 Pulsschläge den Atem an, atmen Sie auf 4 Zähleinheiten aus, und halten Sie dann für 4 Pulsschläge den Atem aus. Dadurch beruhigt sich Ihr Nervensystem und Sie schaffen die Basis für eine entspannte Meditations-Praxis. (Wenn sich das Zählen bis 4 – incl. der Pausen – in Ihrem Fall als zu lange erweist, ist es auch völlig ausreichend, wenn Sie zum Beispiel einen 3er-Rhythmus verwenden.)

Nach einer Weile werden Sie bemerken, dass Sie ruhiger werden, und dann ist es meistens an der Zeit, mit dem Zählen aufzuhören. Bleiben Sie jetzt einfach mit Ihrer Aufmerksamkeit bei Ihrer Atmung, so als ob „Sie“ (als kleiner Punkt reinen, bewussten Seins) auf der Welle Ihrer Atmung surfen würden. Mit der Einatmung surfen Sie mit Ihrer „Atem-Welle“ nach außen, mit der Ausatmung zurück nach innen.

Wenn es Ihnen leichtfällt, Ihren Atem zu beobachten, ohne dabei an etwas anderes zu denken, dann bleiben Sie für ungefähr 10 oder 20 Minuten dabei. Setzen Sie sich aber einen Mindest-Zeitraum (das gilt für alle der im Buch vorgestellten Meditationen), den Sie täglich beibehalten – am besten wäre immer ungefähr die gleiche Uhrzeit, 42 Tage lang, also 6 Wochen. Denn so lange dauert es aus Sicht der Yoga-Tradition, bis sich eine neue Angewohnheit im Gedächtnis der Zellstruktur verankert hat. Wenn Sie glauben, das nicht durchhalten zu können, könnten Sie zum Beispiel mit einer oder mit drei Wochen anfangen, damit Sie sich nicht mit einem nicht unbedingt notwendigen Anspruch im Weg stehen.

Wenn Sie feststellen, dass Sie mit Ihren Gedanken überall sind, aber nicht beim Atem, gibt es einen recht unspektakulären Trick, auf den viele buddhistische Mönche und Nonnen auch nach Jahrzehnten des Übens immer wieder gerne zurückgreifen: Wiederholen Sie beim Einatmen – EIN, und beim Ausatmen – AUS. Wenn Sie dabei schläfrig werden, gibt es die Möglichkeit, Ihre Atemzüge zu zählen, von 1 bis 10, und dann wieder von vorne zu beginnen. (Falls Sie es nicht bis 10 schaffen, beginnen Sie ab dem ersten Parallel-Gedanken wieder mit der 1). Beim Einatmen die 1, und die Ausatmung fällt in die Leere, bei der nächsten Einatmung zählen Sie die 2, die Ausatmung fällt in die Leere, usw.

Hinweis: Wenn Sie sehr unruhig sind, weil Ihnen viele Gedanken im Kopf herumschwirren, ist es oft besser, die Augen geschlossen zu halten. Wenn Sie hingegen eher dazu tendieren, zu träumen, und schläfrig, aber glücklich vor sich hindämmern, macht es meistens Sinn, die Augen zu öffnen und auf einen Punkt ca. 1 Meter vor Ihnen am Boden zu richten. Dabei ist der Blick weich und entspannt, während die Konzentration im Inneren des Körpers, zum Beispiel beim Atem, bleibt.

Die Arbeit mit Mantras …

… funktioniert im Grunde so ähnlich wie das Atemzählen: Wir geben unserem Geist (dem Fluss unserer Gedanken) eine Stütze, an der er sich festhalten kann. Wörtlich übersetzt steht „man“ für Denken und „tram“ für Schutz. Die Mantras wirken wie ein Staudamm, der den Fluss unserer Gedanken eindämmt. Es ist dabei wesentlich, dass wir die Silben nicht nur mechanisch wiederholen, sondern sie auch mit den zu ihnen gehörenden emotionalen Inhalten erfüllen, damit wir mit ganzem Herzen bei der Sache sind. Durch das Wiederholen der Mantras verbinden wir uns mit bestimmten Qualitäten, die oft mit einer Gottheit assoziiert werden. Oft macht es Sinn, dass wir diese Qualitäten in uns verwirklichen, Liebe oder Loslassen zum Beispiel. Ein typisches „Loslass-Mantra“ ist zum Beispiel „Om Namah Shivaya“, beim Einatmen und „Shivaya Namah Om“ beim Ausatmen. „Dein Wille geschehe“, heißt das frei übersetzt, und irgendwann erkennen wir, dass Loslassen und ein tiefes Vertrauen in den Lebensfluss nicht voneinander zu trennen sind. Krishna-Mantras verbinden mit der universellen Liebe. Eine Möglichkeit wäre z. B. ein Krishna-Mantra zu wählen, wenn Sie sich dem Thema „Liebe“ widmen möchten, und im Anschluss mit der Meditation des Raja-Yoga zum Thema „Liebe“ fortzufahren.

Weil es wirklich wichtig ist, möchte ich noch einmal wiederholen, dass die Wiederholungen, egal, ob beim Atemzählen oder beim Mantra Japa (so nennt man die Wiederholung eines Mantras), nicht mechanisch werden sollen und dass Sie, so gut Sie können, auch mit Ihren Gefühlen bei der Sache sind – selbst beim Atemzählen – so, als ob es um Leben oder Tod ginge, oder so, als ob Sie mit jedem Atemzug die Sekunden zählen würden, die es dauert, bis Sie den Menschen in die Arme schließen dürfen, dem die tiefste Sehnsucht Ihres Herzens gilt. Und wer weiß, vielleicht sind Sie ja das sogar selbst …? So, auf diese Art und Weise geübt, machen das Zählen des Atems und die Arbeit mit Mantras am meisten

Sinn. (Aber natürlich gilt auch hier, dass die Erfahrung von Tag zu Tag variieren wird. Seien Sie geduldig mit sich selbst, im Lauf der Zeit wird Ihre Konzentration durch Übung automatisch ganzheitlicher werden).

An der Wurzel unserer physisch-natürlichen Existenz liegt die Lebenskraft, mit der wir zum Beispiel immer durch das Wunder unserer Atmung verbunden sind, solange wir in unserem Körper stecken. In diesem Kontext erfolgt unter anderem auch die Klärung einiger Begriffe aus der spirituellen Anatomie, die in unserer heutigen Zeit in manchen Kreisen wie selbstverständlich benutzt werden, denn ich möchte mir sicher sein, dass wir mit diversen Begrifflichkeiten auch die gleichen Inhalte assoziieren.

Lebenskraft
Atem

Der Atem ist der Schlüssel und die Schnittstelle, an der sich die Tür für die Bewusstheit in den gegenwärtigen Augenblick öffnen kann. Der Atem enthält Lebenskraft und gleichzeitig ist er Teil von ihr – ebenso wie Sie und ich.

Lassen Sie uns das Wunder unserer Atmung betrachten:
Vielleicht ist Ihnen das Gefühl vertraut, dass ein aufrechter Rücken den Atem befreit.

Beobachten Sie sich einfach einmal, wenn Sie das nächste Mal in einer Situation sind, in der Ihnen etwas auf dem Herzen liegt oder in der Sie sich Sorgen machen. Oder „er-innern" Sie sich an eine Situation, in der das der Fall war. Vielleicht können Sie feststellen, dass Ihre Schultern nach unten sinken und dass der Atem flach wird. Wenn Sie sich dann „gerade rücken" und einmal tief durchatmen, werden Sie wahrscheinlich bemerken, dass der Atem freier wird und dass Sie sich besser fühlen. So erkennen wir ganz pragmatisch, dass der Atem, und ganz besonders der bewusste Atem, eine Schlüsselfunktion hat in der Verbindung zwischen Körper, Verstand und Gefühl. Auch in den Formen des Yoga, die mit dem Körper arbeiten (vor allem Hatha- und Kundalini-Yoga), sowie in der Chinesischen Medizin wird der Atem als Träger der Lebenskraft angesehen.

Letztlich sind viele der heute oft selbstverständlich verwendeten Begrifflichkeiten und Inhalte des Yoga und der Chinesischen Medizin (Meridiane, Energie-Körper (Koshas), Chakras, die Wissenschaft von den Fünf Elementen usw.) zunächst Konzepte – und zwar extrem hilfreiche, die sich seit Tausenden von Jahren bewährt haben. Doch warum zum Beispiel Akupunktur bei vielen Indikationen hilfreich ist, wird im Grunde ebenso sehr in letzter Konsequenz ein Rätsel bleiben müssen wie die subjektive Gotteserfahrung. Deshalb arbeiten wir im Hatha-Yoga durch die (subjektiv und individuell nachvollziehbare) Bewegung des Körpers in tiefere Körperschichten hinein – sowohl auf körperlicher Ebene (Muskeln, Nerven, Organe, Hormonsystem) als auch auf emotionaler und mentaler Ebene über die Koshas (siehe etwas weiter unten). Dabei ist mit am wichtigsten, dass wir im Kontakt mit unserer Atmung sind und die intime Beziehung von Atem-Bewusstheit und Körper-Wahrnehmung entdecken und vertiefen.

Womit wir wieder beim Wesentlichen sind: Wir müssen uns auf den Weg machen und Erfahrungen sammeln, damit wir herausfinden, was für uns richtig oder falsch ist.

Am einfachsten geht das meiner Meinung nach, wenn Sie sich ein tägliches Zeitfenster kreieren, in dem Sie sich mit sich selbst verabreden, und diese Zeit ebenso wichtig nehmen wie das Treffen mit einem guten Freund, damit Sie sich wieder erinnern, dass Sie so viel mehr sind als das, was Sie üblicherweise beschäftigt. Mit Glück und Ausdauer kann es dann passieren, dass dadurch unvermittelt das eine oder andere Konzept für Sie zu einer unmittelbaren Erfahrung wird, die Sie näher zu sich selber bringt.

Feinstoffliche Anatomie
Koshas – das Konzept der „Körperhüllen"

Auch in der traditionellen Yoga-Philosophie geht man davon aus, dass der Mensch mehr ist als der physische Körper. Es gibt dort das Konzept, dass wir mehrere Energiekörper haben, die wir begreifen und sozusagen „durchleuchten" können, damit wir uns selber besser kennenlernen. Es handelt sich um energetische Schichten (Koshas), Schleier, von denen es heißt, dass sie übereinander liegen, miteinander verbunden sind und einander durchdringen. Sie können sich das wie eine Lichtquelle vorstellen, die von innen nach außen erstrahlt – oder auch umgekehrt … Darüber nachzusinnen, wo hier innen oder außen ist, kann ein wunderbares Spiel sein. Gedanken und Gefühle durchdringen so gesehen unseren physischen Körper wie das Licht des Kerzenscheins.

Der Atem ist in diesem Sinn die Schnittstelle zwischen unserem grobstofflichen, physischen Körper (annamaya kosha) und den feinstofflicheren Körper-Hüllen, in denen z. B. Gedanken und Emotionen gespeichert werden. Der physische Körper (annamaya kosha) besteht aus der Nahrung und den grobstofflichen Elementen, die wir durch sie in uns aufnehmen. Der Atem ermöglicht die Verbindung zum „Nahrungs-Körper", den ersten der feinstofflichen „Energie-Körper" (pranamaya kosha). In ihm finden wir Chakras (Tsubos), Nadis (Meridiane) usw. Diese Verbindung lässt sich übrigens dank jüngerer Faszien-Forschung auch anatomisch nachweisen und ist auch über die Faszien-Verläufe durch Massage, Yoga und dergleichen wirksam beeinflussbar, weil der Verlauf der myofaszialen Ketten in weiten Verläufen dem Netz der Meridiane entspricht.

Pranamaya kosha ist sozusagen die Schnittstelle, die uns in die nächsttiefere Körper-Hülle bzw. energetischen Schicht führt, in der unsere

Gefühle (emotionalen Prägungen) (manomaya kosha) gespeichert sind, und noch eine Schicht tiefer mit unserer intellektuellen Erkenntnisfähigkeit bzw. unserem Denken (vijnanamaya kosha).

Wieder eine Schicht tiefer, im Zentrum (und somit in unserer Wesensmitte) finden wir den Zustand unendlicher Glückseligkeit (anandamaya kosha), die dem absolut wunschfreien Zustand des traumlosen Tiefschlafs entspricht: neutrales Wohlwollen, das alles willkommen heißt, das kommt … und wieder geht. Manche Yoga-Traditionen sprechen zusätzlich von einer weiteren Hülle (karmamaya kosha), in der karmische Verknüpfungen (Vasanas) enthalten sind, die uns an bestimmte Verhaltensmuster – oft sind es Suchtstrukturen – binden. Und im absoluten Zentrum des Anandamaya kosha liegt Hiranyagarbamaya Kosha, unsere ewig strahlende, goldene Wesensmitte, die oft als kleines, leuchtend pulsierendes, goldenes Ei beschrieben wird.

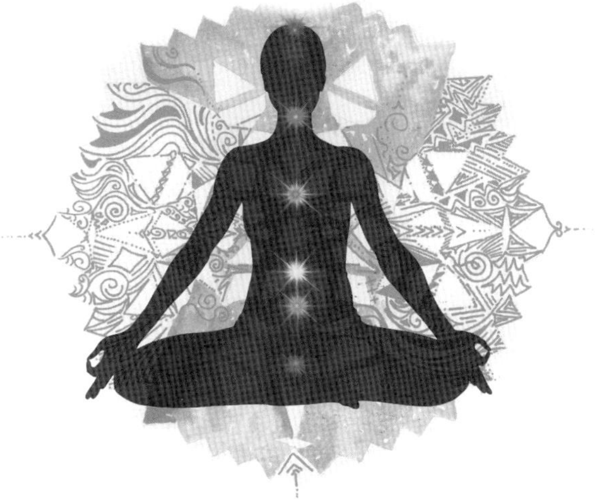

Praxis
Meditation …, um die Koshas zu durchdringen

Suchen Sie sich einen Ort und eine Zeit, in der Sie für eine Weile ungestört sind. Finden Sie in einen aufrechten Sitz und gönnen Sie sich die Zeit, um sich in Ihrem Körper zu spüren. Schließen Sie dabei Ihre Augen. Verteilen Sie Ihr Gewicht gleichmäßig auf beiden Gesäßhälften und lassen Sie Ihre Muskeln schwer werden (wie Schnee, der in der Sonne schmilzt). Lassen Sie dann aus der Tiefe Ihres Beckens die Wirbelsäule nach oben wachsen. Stellen Sie sich eine Weinrebe vor, die sich entlang Ihrer Wirbelsäule nach oben räkelt und in die Länge zieht, bis in den Scheitel, so dass Sie wie eine kleine Blüte dem Licht entgegenstreben. Ziehen Sie die Schultern leicht nach hinten, damit sich Ihr Herz öffnen kann, und spüren Sie den Atem im Bauch.

Hören Sie dann auf die Geräusche, die über das Ohr ins Innere Ihres Körpers dringen. Versuchen Sie sie nicht einzuordnen oder zu bewerten und öffnen Sie sich einfach dem Sinn des Hörens.

Richten Sie dann die Achtsamkeit nach innen und erlauben Sie es sich, die verschiedenen Schichten Ihres Wesens zu berühren, damit Sie Ihren heutigen Ist-Zustand anerkennen: Gehen Sie zuerst in Resonanz mit Ihren Gefühlen (Emotionen) – Wie fühlen Sie sich heute? Sind Sie müde und schlapp oder aufgeregt, verärgert oder gar wütend …? Vielleicht auch traurig oder melancholisch …? Oder ganz einfach etwas gelangweilt oder voller Freude und sehr glücklich …? Erlauben Sie es Ihren Gefühlen, an die Oberfläche zu kommen und genau das zu fühlen, was Sie jetzt, in diesem Moment wahrnehmen. Erkennen Sie an, dass es völlig in Ordnung ist, dass Sie sich jetzt so fühlen, wie Sie sich jetzt eben fühlen, und dass es ebenso in Ordnung ist, diese Gefühle loszulassen, für jetzt, in diesem Augenblick.

Öffnen Sie sich dann der Ebene Ihrer Gedanken – Was geht Ihnen im Moment durch den Sinn …? Wie glauben Sie, dass Sie sich verhalten sollten, damit Sie Ihren Ansprüchen gerecht werden? Wie glauben Sie, dass Sie sein sollten, damit Ihre Mitmenschen Sie lieben …?

Erlauben Sie es sich, Ihre Glaubenssätze und die dazugehörigen Verhaltensmechanismen wahrzunehmen und anzuerkennen. Erkennen Sie an, dass es völlig in Ordnung ist, genauso zu denken, wie Sie denken, weil Sie dadurch höchstwahrscheinlich das Gerüst schaffen, das es Ihnen erlaubt, Ihr Leben so zu gestalten, wie es für Sie stimmig ist. Und erlauben Sie sich jetzt, in und für diesen Augenblick, ebendiese Ideen und Gedanken loszulassen, damit Sie sich dem Augenblick der Gegenwart, dem Jetzt und Hier öffnen können.

Wechseln Sie jetzt auf die Ebene Ihres Gemüts, Ihren momentanen Seins-Zustand. Fühlen Sie sich lebendig und agil oder eher etwas träge, vielleicht sogar schläfrig …? Sind Sie voller Elan und Lebenskraft oder eher abgespannt und müde …? Erkennen Sie auch jetzt wieder Ihren momentanen Seins-Zustand an, und lassen Sie ihn nur für den jetzigen Augenblick los.

Wenden Sie sich jetzt Ihrem Körper zu – wie fühlt er sich an …?

Vielleicht gibt es eine Region, die jetzt gerade Ihre Aufmerksamkeit braucht, die sich vielleicht etwas dumpf oder verletzt anfühlt …? Vielleicht ist es das Knie oder eine Ihrer Schultern …? Lenken Sie Ihre Aufmerksamkeit in ebendiese Region und verweilen Sie dort ein wenig. Manchmal fließt dann auch die Atmung in diesen Bereich und Spannungen können sich lösen. Vielleicht gibt es auch Teile Ihres Körpers, die sich richtig gesund und kraftvoll, freudig und lebendig anfühlen. Bleiben Sie auch ein wenig dort. Gehen Sie so Ihren Körper durch, erkennen Sie den Zustand Ihres Körpers an und bedanken Sie sich bei ihm, dass er so zuverlässig für Sie da ist.

Bringen Sie dann Ihre Aufmerksamkeit zu Ihrem Atem, der sich in Ihrem Körper bewegt. Beim Einatmen bewegt sich Ihr Bauch nach außen, beim Ausatmen geht er wieder nach innen. Bleiben Sie für eine Weile bei diesem regelmäßigen und tiefen Atem, der sich in Ihrem Bauchraum bewegt und Sie mit der Kraft und Stärke verbindet, die Sie in sich haben.

Bringen Sie jetzt die Hände in Gebetshaltung vor Ihr Herz. Lassen Sie dann mit einer nächsten Einatmung den Atem nach oben fließen, so, als ob Sie seufzen würden. So kann die Kraft aus der Tiefe Ihres Beckens sich mit der zärtlichen Liebe Ihres Herzens verbinden, wie eine Welle, die aus der Tiefe des Meeres die empfängliche Küste Ihres Herzens berührt. Stellen Sie sich vor, dass Sonne in Ihr Gesicht strahlt, so dass sich Ihre Gesichtszüge lockern und Sie sich gut in den Raum hinter der Stirn entspannen können. Öffnen Sie sich Ihrer Intuition und Ihrer angeborenen Weisheit. Neigen Sie sanft den Kopf und lassen Sie das Licht hinter Ihrer Stirn sich in dem Meer Ihres Herzens spiegeln.

Bringen Sie dann die Daumen zur Stirn und zurück zum Herzen. Legen Sie die Hände auf den Boden und lassen Sie Ihre Wirbelsäule sich nach vorne runden. Vielleicht berührt dabei sogar Ihre Stirn den Boden, aber das ist nicht wesentlich. Wesentlich ist, dass Sie sich durch diese Geste der Empfänglichkeit für alles öffnen, was Ihnen das Leben bringt – mit der Achtsamkeit für die Erde und mit der Achtsamkeit für Ihren Körper und alles, was Ihnen im Leben widerfährt.

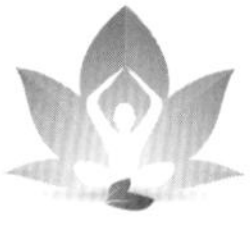

Hinweis: Wenn Sie auf einem Stuhl sitzend üben, können Sie einfach die Ellbogen auf die Knie stützen und Ihre Wirbelsäule etwas nach vorne hängen lassen. Es geht darum, dass Sie sich mit den Gefühlen von Achtsamkeit und Demut verbinden, die Sie durch diese Haltung andeuten.

Meridiane (Nadis)

Meridiane (Nadis) sind die Leitbahnen, durch die die Lebenskraft strömt. Übersetzt bedeutet Nadi „Strom aus Licht". Der Verlauf dieser Energie-Kanäle durch die nach fernöstlicher Auffassung die Lebenskraft pulsiert, entspricht im Wesentlichen dem Verlauf der myofaszialen Ketten (Bindegewebe), die unseren physischen Körper durchziehen und die Muskulatur am Knochen befestigen, wodurch sich diverse Übungsweisen ableiten lassen. (siehe Hatha-Yoga, S. 45).

Der Verlauf von Meridianen und Nadis ist über weite Strecken identisch (vgl. Literatur, Motoyama). Immer wenn sich zwei dieser Leitbahnen kreuzen, entsteht ein „Energie-Wirbel" (Chakras, Tsubos). Die wichtigsten befinden sich entlang der Wirbelsäule und entsprechen verschiedenen Seins-Zuständen. Sie lassen sich durch unterschiedlichste Techniken beeinflussen, z. B. durch Massage, Akupunktur oder durch mit dem Atem verbundene Haltungskorrekturen in der einen oder anderen Form des Hatha-Yoga oder vergleichbaren körperorientierten Wegen der Selbsterfahrung bzw. Selbstfindung.

Aus esoterischer Sicht entspringen die Nadis im Hrid, dem „Herzknoten", den wir durchtrennen müssen, wenn wir unser wahres Selbst entdecken möchten. Er befindet sich auf der rechten Seite des physischen Herzens und enthält eine winzige Höhlung tiefen Dunkels, in dem unsere tiefsten Sehnsüchte und unsere geheimsten Wünsche verborgen sein sollen.

Chakras

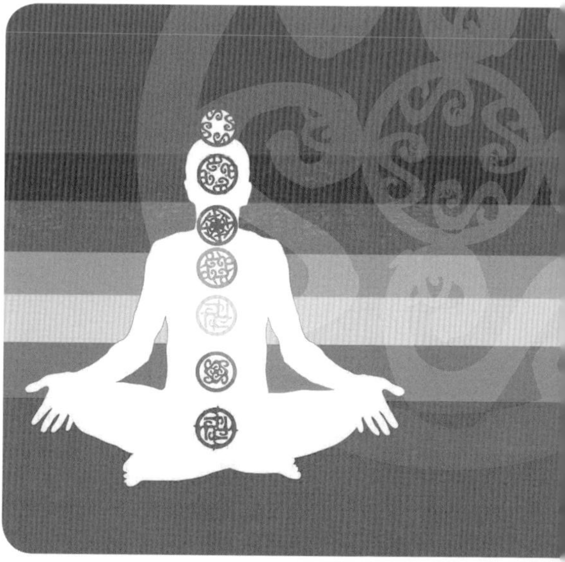

In der Yoga-Philosophie assoziiert man jede der sieben Farben des Regenbogens mit einem der sieben Chakras, den unsichtbaren Energiezentren entlang der Wirbelsäule. Chakra bedeutet auf Sanskrit „Rad“ oder „Kreis in Bewegung“. Man stellt sich die Chakras als sich drehende Energiewirbel vor, die durch die Kraft des Geistes „geöffnet“ werden können, um das Prana, die Lebensenergie, in den Körper zu ziehen. Diese Lebensenergie wird dann durch das Netz der Energiebahnen, die von den Chakras ausgehen, im Körper verteilt. Auf der körperlichen Ebene assoziiert man jedes Chakra mit einer endokrinen Drüse und einem Körperbereich. Wenn Sie sich die Farbe des jeweiligen Chakras vorstellen oder das entsprechende Mantra tönen, wird der entsprechende Körperbereich sowohl im grobstofflichen (körperlichen) als auch im feinstofflichen (mentalen) Sinn harmonisiert.

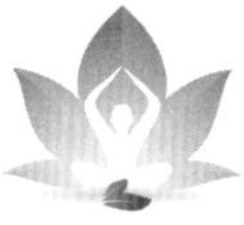

Hinweis: Falls Sie mit den Qualitäten der Chakras noch nicht so recht vertraut sind, finden Sie auf S. 41 eine tabellarische Zusammenfassung der Chakra-Kosmologie, die für die astrologisch Interessierten auch meine subjektive Zuordnung der Planeten enthält. Auf meiner Website finden Sie zudem Klangproben für die Intonation der Bija-Mantras, die in Verbindung mit einer geführten Chakra-Meditation auch als CD erhältlich sind.

Und damit wir die Praxis und das persönliche Üben im Blick behalten, stelle ich Ihnen hier zwei Möglichkeiten vor, mit denen Sie die Energie der Chakras ganz unmittelbar erleben können, damit sie zur Erfahrung werden kann:

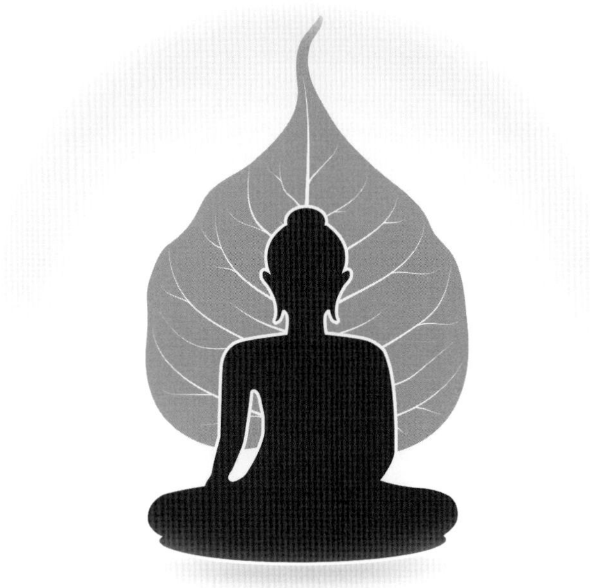

Praxis
Chakra-Meditation „Heilende Farben“

Hinweis: Wahlweise können Sie den ersten Teil der Meditation auch im Liegen durchführen; vielleicht möchten Sie ihn ja einem Menschen vorlesen, der gerade das Bett hüten muss, weil er krank ist.

Stellen Sie sich vor, dass Sie in der Sonne sitzen. Lassen Sie Ihren Atem wieder ruhig und rhythmisch werden. Stellen Sie sich vor, wie die Sonne in Ihr unterstes Chakra strahlt und dort die Färbung eines ***dunklen Rots*** annimmt, das durch Ihren Unterleib in die Beine strömt und sich warm in Ihrem ganzen Körper ausbreitet und Ihnen Vitalität und Stärke verleiht. Entspannen Sie sich, und lassen Sie die Farbe durch sich hindurchfließen.

Visualisieren Sie als Nächstes die Farbe ***Orangerot***. Sonne scheint auf Ihr Becken und wird zu einem leuchtenden Orange. Auch diese Farbe repräsentiert die Sonne in all ihrer heilenden Energie. Sie schenkt Ihnen die Kraft der Sinnlichkeit und den Mut, sich berühren zu lassen und zu berühren.

Stellen Sie sich nun die Farbe ***Gelb*** vor, die Ihren Bauchraum ausfüllt, die Ihnen Lebenskraft und Energie schenkt und Magen, Milz und Bauchspeicheldrüse sowie Ihr Selbstvertrauen stärkt.

Versuchen Sie jetzt, die Farbe ***Grün*** in Ihrem Herzensraum zu visualisieren, so dass sich Ihr Herz entspannt und es aufatmen kann. Vielleicht erblüht auch eine rosa-rote Rose inmitten saftigen Grüns in der Mitte Ihres Herzens, deren Blütenblätter sich im Rhythmus Ihrer Atmung öffnen und schließen.

Stellen Sie sich dann die Farbe ***Himmelblau*** im Bereich Ihrer Kehle vor. Sie wirkt kühlend und beruhigend und hilft Ihnen, sich Ihrer inneren Wahrheit zu öffnen. Lassen Sie Ihr Wort Segen sein …! Stellen Sie sich dann kühlendes, nachtblaues Indigo vor, das Ihre Stirn entspannt und Sie ganz tief mit Ihrer Weisheit und Intuition verbindet, so dass Sie völlig frei von Angst auf dem Weg gehen können, der für Sie richtig und sinnvoll ist.

Lassen Sie weißlich, violettes Licht auf Ihre Kopfhaut strahlen und entspannen Sie Ihr Gehirn, ganz tief im Inneren Ihres Kopfes. Dieses Chakra verbindet Sie mit Ihrem höchsten Energiepotential und klärt den Geist und schenkt Ihnen Gelassenheit und Frieden.

Praxis
Chakra-Meditation „Heilender Klang“

Verschiedene Traditionen verwenden verschiedene Klänge zur Chakra-Aktivierung. Ich beziehe mich auf die Bija-Mantras nach Desikachar, so wie ich sie bei meinem Lehrer Boris Tatzky im Yoga der Energie kennengelernt habe. Und ich möchte hinzufügen, dass nach traditionell hinduistischer Auffassung in jedem der Chakras eine Gottheit wohnt, die mit den entsprechenden Eigenschaften assoziiert wird.

Zunächst möchte ich Ihnen erläutern, wie die einzelnen Klänge auf verschiedene Regionen des Korpers wirken, wenn man sie laut und deutlich rezitiert – so wie es die Yogis jahrhundertelang getan haben.

OM – lässt die Wirbelsäule vibrieren und vitalisiert den ganzen Körper.

❖ Das „H“ in den Bija-Mantras erzeugt Vibrationen, die vom Herzen ausgehen, und bewirkt, dass das Herz schneller schlägt und das Blut gereinigt wird.

❖ Das „M“ am Ende einiger der Bija-Mantras hilft ebenfalls, das Blut zu reinigen, wenn man durch die Nase ein- und ausatmet. Außerdem werden Nase und Luftröhre gesund gehalten, wenn man mit dem langen „M“ abschließt.

❖ Das „R“ in den Mantras gilt als fast noch wichtiger als die Silbe OM. Die Zunge berührt hierbei den Gaumen und versetzt das Gehirn in Schwingungen. Dadurch entsteht eine vitalisierende Wirkung auf Herz, Luftröhre und Gehirn.

❖ Die Klänge wirken in unterschiedliche Bereiche hinein:
- OM – wirkt in die Wirbelsäule.
- Hraha – lässt den Beckenboden vibrieren, besonders in Kombination mit Mula Bandha.
- Hram (kurz gesprochen) – wirkt auf den unteren Bauchraum, Lendenwirbelsäule und Nieren.
- Hraum – versetzt den Bauchraum in Schwingung, wirkt auf Leber, Milz und Verdauungstrakt.
- Hraim – wirkt auf Herz, Lunge und Bronchien.
- Hru:m (lang gesprochen) – wirkt auf Schilddrüse, Hals und Stimmbänder
- Hri:m (lang gesprochen) – wirkt auf Augen und Gehirn.
- Hra:m (lang und hoch intoniert) – wirkt auf Gehirn und Nervensystem.

Wiederholen Sie die Mantras mindestens 7-mal, oder bei Lust und Laune gerne auch öfter, z. B. 21-mal, und lenken Sie dabei Ihre Aufmerksamkeit in das jeweils entsprechende Chakra. Wenn Sie mit der Chakra-Kosmologie vertraut sind, empfiehlt es sich, den entsprechenden Farbton zu visualisieren bzw. sich mit der Qualität oder dem Element des jeweiligen Chakras zu verbinden.

Chakra-Tabelle

Name	Lage Meditations-farbe	Element/ Zustand	Eigenschaft/ Planet	Bija Mantra
Muladhara (Wurzelstütze)	Steißbein, Damm Farbe: rosenrot	Erde	Boden-ständigkeit, Erdung Venus, Saturn	Om Hracha
Swadishtana (Wohnung des Selbst)	Kreuzbein Farbe: orangerot	Wasser	Selbstachtung Sexualität Mond, Pluto	Om Hramm
Manipura (Stadt der Juwelen)	Solar Plexus Sonnenge-flecht – gelb	Feuer	Wille, Macht Sonne, Mars	Om Hraum
Anahata (das Nicht-Hörbare)	Herzzentrum mittig – smaragd-grün, rosa	Luft	Liebe, Bhakti, Berührung – Venus	Om Hraim
Vishuddhi (Ort der Reini-gung)	Kehle Farbe: himmelblau	Äther	Sprache, Wahrheit Merkur	Om Hru:m
Ajna (Befehl)	Stirnmitte – nachtblau	Intuition	Weisheit – Uranus	Om Hri:m
Sahashara (1000 Strah-len)	Kopfmitte, Scheitel Farbe: violettweiß	Samadhi Erleuchtung	Ist-Zustand aller Chakras; „angebunden sein“ –Neptun	Om Hra:M

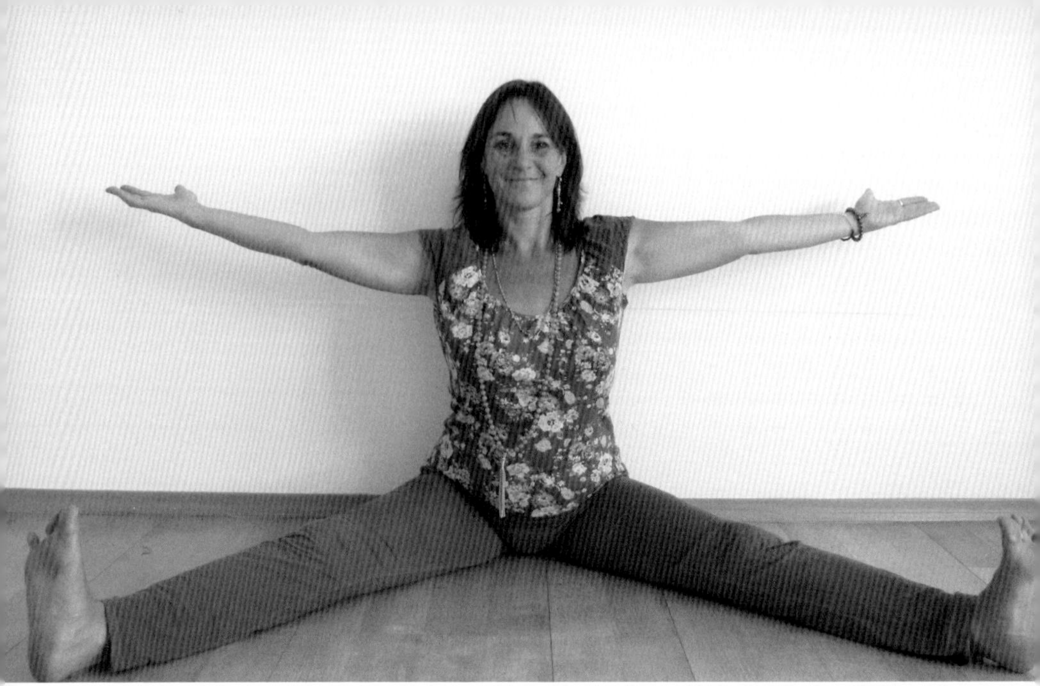

Praxis

Prana Mudra

Prana Mudra ist eine wunderbare komplexe Übung, die Pranayama (die Lenkung des Atems) mit der symbolischen Geste eines Mudras verbindet. Sie hat meine persönliche Yoga-Praxis so effektiv bereichert, dass ich sie Ihnen an dieser Stelle vorstellen will. Meiner Erfahrung nach hilft Prana Mudra, den Geist zu sammeln und sich auf die Meditation vorzubereiten. Lebenskraft (Prana, Chi) wird im ganzen Körper verteilt; dadurch wachsen Kraft, Gesundheit und Ausstrahlung.

Nehmen Sie Ihren üblichen Meditationssitz oder wahlweise einen Sitz mit gespreizten Beinen (Grätsche) ein und üben Sie mit geschlossenen Augen.
(Der Grätsch-Sitz ist ganz besonders geeignet, wenn die Knie empfindlich sind und/oder, wenn das Thema „Erdung" von Bedeutung ist.)

Phase 1: Atmen Sie so tief aus, wie es Ihnen möglich ist, und ziehen Sie dabei die Bauchmuskeln fest nach innen, damit Sie so viel Luft wie möglich aus den Lungen pressen. Führen Sie Mula Bandha aus, während Sie den Atem zurückhalten, und konzentrieren Sie sich dabei aufs Muladhara Chakra.

Halten Sie den Atem so lange aus, wie Sie sich dabei wohlfühlen. Für die Durchführung von Mula Bandha ziehen Sie den Beckenboden (Anus-Schließmuskel bzw. Vagina) so fest nach innen, wie es Ihnen möglich ist.

Phase 2: Lassen Sie Mula Bandha los, lassen Sie den Bauch sich ausdehnen, damit so viel Luft wie möglich in die Lungen strömen kann. Heben Sie gleichzeitig beide Hände vor Ihren Nabel. Die Hände sollten offen sein, aber sich nicht berühren; die Handflächen schauen den Rumpf an.

Versuchen Sie während dieser Phase zu spüren, wie das Prana vom Muladhara Chakra zum Manipura Chakra gezogen wird, während Sie einatmen.

Die Bewegung der Hände findet dabei mehr und mehr in Harmonie mit der Atmung.

Phase 3: Atmen Sie weiter ein, indem Sie den Brustkorb weiter werden lassen und gleichzeitig die Aufwärtsbewegung Ihrer Hände fortsetzen. Am Ende dieser Ausdehnung sollten die Hände direkt vor Ihrem Herzen sein. Versuchen Sie in diesem Stadium zu fühlen, wie die Lebenskraft vom Manipura ins Anahata Chakra gezogen wird.

Phase 4: Versuchen Sie dann, noch mehr Luft in Ihre Lungen zu bringen, indem Sie die Schultern heben. Stellen Sie sich dabei vor, wie die Lebenskraft ins Vishuddhi Chakra gezogen wird und sich dann wie eine Welle nach oben ins Ajna und schließlich ins Shahasrara Chakra ausbreitet. Koordinieren Sie die Bewegung Ihrer Hände, indem Sie sie vor Ihren Hals bringen.

Phase 5: Halten Sie jetzt den Atem an, während Sie die Hände zur Seite bewegen. In der Endposition sollten die Hände in der gleichen Höhe wie Ihre Ohren sein, die Arme gerade, aber nicht durchgedrückt, so, als ob sie auf der Luft liegen würden. Konzentrieren Sie sich aufs Sahasrara Chakra. Versuchen Sie sich eine Aura von goldenem Licht vorzustellen, das von Ihrem Kopf ausstrahlt – wie ein Heiligenschein. Fühlen Sie, wie Ihr ganzes Wesen Wellen des Friedens auf alle Lebewesen ausstrahlt. Behalten Sie diese Position so lange bei, wie es möglich ist, ohne dass Sie Ihre Lungen überanstrengen.

Kommen Sie dann wieder in die Ausgangs-Position zurück, während Sie ausatmen. Wiederholen Sie dabei die **Schritte 1 bis 5,** aber dieses Mal in umgekehrter Reihenfolge. Fühlen Sie beim Ausatmen, wie das Prana vom Scheitelpunkt in den Damm zurückfällt, über jedes einzelne Chakra.

Lassen Sie Ihre Bewusstheit mit dem Atem und der Bewegung Ihrer Hände vom Muladhara zum Sahasrara Chakra steigen und wieder zurück.

Nach einer Weile wird der Atem oft wie ein Strom weißen Lichtes erfahren, der die Wirbelsäule entlang, genauer gesagt in der Sushumna Nadi, auf- und niedersteigt.

Hinweis: Weil Bilder oft so viel mehr sagen als Worte, gibt es diese Übung auch auf meinem Youtube-Kanal! Kopieren Sie sich die Chakra-Tabelle, wenn Ihnen die Zuordnungen (noch) nicht so ganz vertraut sind.

Weil es für viele von uns hilfreich ist und weil in unseren westlichen Breitengraden die Identifikation mit dem Körper so wesentlich ist, unternehmen wir an dieser Stelle einen kleinen Ausflug in die Welt des Hatha-Yoga. Der Weg des Hatha-Yoga kann über das Bewusstsein für den Körper eine Insel der Stille erschaffen, und in letzter Konsequenz hilft uns dieser Zustand wieder dabei, die Identifikation mit dem Körper (und andere uns lieb gewordene Identifikationen) aufzulösen, während die Übungen gleichzeitig den Körper kräftig und beweglich halten und so die besten Voraussetzungen erschaffen, dass wir bis ins hohe Alter vital und gesund bleiben und diesen unseren Körper wirklich gut dazu verwenden, zu ergründen, wer oder was sich eigentlich in diesem Körper aufhält.

Hatha-Yoga

Hatha-Yoga wurde ursprünglich dazu entwickelt, um Körper und Geist auf die Kunst der Meditation vorzubereiten. Aus den ursprünglich 16 Yoga-Haltungen der Hatha-Yoga-Pradipika entstanden unglaublich viele Yoga-Systeme und –Richtungen, die alle unter dem Sammelbegriff Hatha-Yoga zusammengefasst werden können. Hatha-Yoga ist somit ein Überbegriff für jede Art von Yoga, bei der die Arbeit mit dem physischen Körper beginnt, Kundalini-Yoga vielleicht einmal ausgenommen. Je intensiver wir die Bewusstheit der Atmung ins Üben einbinden, umso deutlicher können wir über den Körper unsere Gedanken und Gefühle beeinflussen (siehe Kapitel „Energie-Körper“).

Weil es so viel Literatur mit wunderbaren Inspirationen für verschiedene Übungsfolgen gibt, möchte ich Ihnen hier in erster Linie eine Art und Weise des Übens vorstellen, die jede Form des Hatha-Yoga unglaublich vertiefen kann. Diese Form der Praxis wurde – neben vielen anderen Inhalten – ursprünglich von Krishnamarcharaya (Madras) gelehrt. Ich habe sie vor vielen Jahren im Einzel-Unterricht bei einem Yoga-Lehrer in Pushkar (Indien) gelernt und hatte sie fast vergessen, bis ich durch Mark Whitwell und sein wunderschönes Buch „The 7 Minute Wonder" wieder auf sie aufmerksam geworden bin.

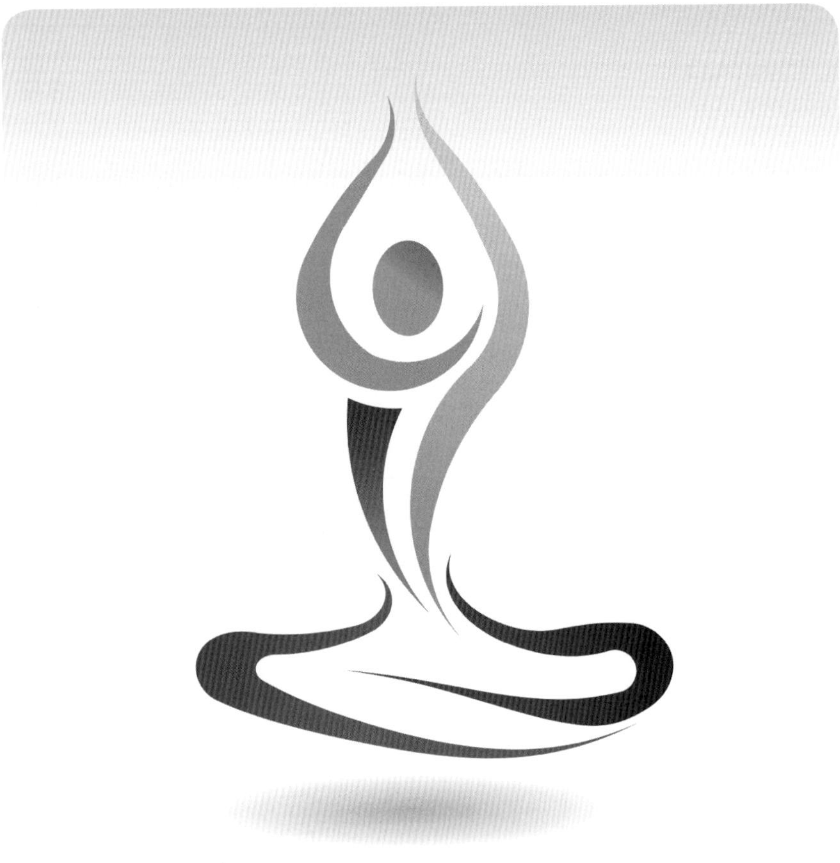

Praxis
„Krishnamarcharayas Atemfluss“

Setzen Sie sich auf einen Stuhl und platzieren Sie beide Füße fest auf dem Boden. Achten Sie darauf, dass Ihr Rücken gerade bleibt. Heben Sie mit der Einatmung beide Arme seitlich nach oben über Ihren Kopf. Atmen Sie dabei ein.

Lassen Sie jetzt Ihren Atem stillstehen und kreieren Sie eine Atempause, bis Ihnen Ihr Körper sagt, dass er wieder ausatmen will. Beginnen Sie dann mit der Ausatmung. Führen Sie die Arme wieder zurück neben den Körper, wenn Sie mit der Ausatmung begonnen haben, und kreieren Sie dann wieder eine Pause nach der Ausatmung – bis Ihnen Ihr Körper sagt, dass er wieder einatmen will.

Beginnen Sie jeweils mit Ein-/bzw. Ausatmung und lassen Sie dann die Bewegung der Arme folgen. Lassen Sie den Atem etwas länger sein als die Bewegung – Ihre Atmung umarmt also die Bewegung, die Bewegung ist eingebettet im Rhythmus Ihrer Atmung.

Hinweis: Erinnern Sie sich stets daran, nur durch die Nase zu atmen: beim Einatmen **und beim Ausatmen ...!**

Das ist bereits das Wesentliche, mit dem Sie in Ihre Praxis des Hatha-Yoga starten können.

Exemplarisch folgt an dieser Stelle eine kleine Sequenz, in die sich dieses „Fein-Tuning“ Ihrer Atmung mühelos einbinden lässt. Ich habe ganz bewusst Übungen ausgewählt, die sehr wahrscheinlich vielen von Ihnen geläufig sein dürften und die eher unspektakulär sind, weil es mir hier in erster Linie um die Verbindung von Atem und Bewegung geht. Dieses

„Fein-Tuning“ lässt sich in (fast) jede Art des (Hatha-)Yoga integrieren; und so können Sie die Intimität, die zärtliche Verbindung von Atem und Bewegung vertiefen.

Praxis
Hatha-Yoga – Katze/Dackel (kleiner Hund im 4-Füßler-Stand), Stellung des Kindes, (großer) Hund

Ziehen Sie einatmend den Rücken in die Länge. Beginnen Sie dabei am Steißbein und ziehen Sie die Wirbelsäule lang, bis Ihr Kopf nach oben schaut. (Ihr Rücken schaut dabei aus wie ein langgezogener Dackelrücken).

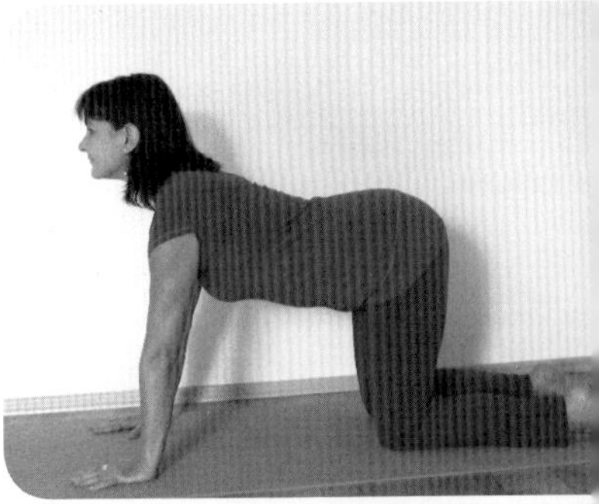

Runden Sie ausatmend den Rücken und beginnen Sie dabei wieder mit dem Steißbein, bis Ihr Kinn sich dem Brustbein nähert (Katzenbuckel), auf den Bauchnabel schauen …!

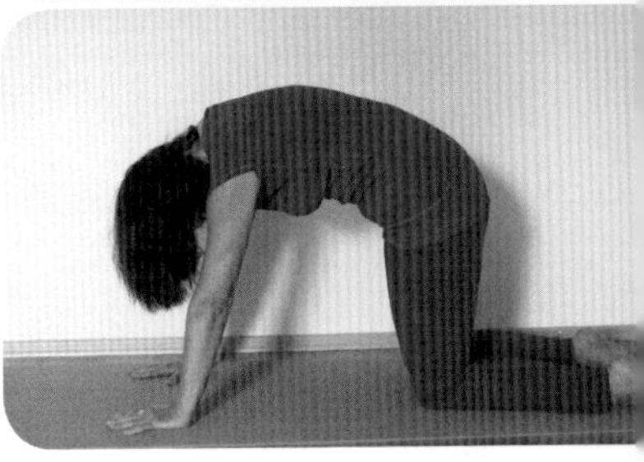

Finden Sie wieder die Atempausen, mühelos, und lauschen Sie dabei auf die Signale Ihres Körpers. Lassen Sie dann Ein- bzw. Ausatmung geschehen und integrieren Sie die Bewegung in den Atem. Lassen Sie dabei den Atem wieder ein klein wenig länger sein als die Bewegung, so dass er die Bewegung „umarmt“. Wiederholen Sie dies einige Male, so wie Sie sich damit wohlfühlen, z. B. 7-mal.

Schieben Sie sich dann Ihren Oberkörper zurück auf die Oberschenkel und legen Sie die Stirn entspannt auf dem Boden ab (Stellung des Kindes). Wenn Ihre Stirn den Boden nicht berührt, empfehle ich Ihnen, die Knie etwas zu öffnen und/oder Ihre Hände unter der Stirn zu stapeln – Dann haben Sie gegebenenfalls ein kleines Kissen, auf das Sie Ihre Stirne betten können.

Entspannen Sie sich ganz in den natürlichen Rhythmus Ihrer Atmung. Stellen Sie sich vor, dass Sie ein kleiner Schneeball sind, der in der Sonne schmilzt. Die Sonne scheint ins Genick und in den unteren Rücken, so dass die gesamte Rückenmuskulatur ganz weich und entspannt wird, während der Atem ruhig in Ihrem Bauch hin- und herschwingt.

Strecken Sie dann beide Arme weit nach vorne aus und stellen Sie die Zehen auf (ohne Bild). Atmen Sie dabei ein. Schieben Sie sich ausatmend wieder zurück in den 4-Füßler-Stand (mit aufgestellten Zehen).

Ziehen Sie einatmend in dieser Position den Rücken in die Länge.

Erinnern Sie sich wieder an das „Spiel mit den Atempausen“.

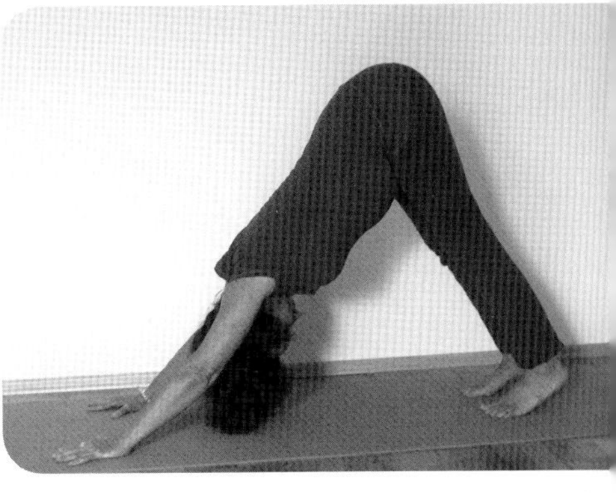

Strecken Sie ausatmend beide Beine durch und schieben Sie dabei Ihr Steißbein in den Himmel (zur Zimmerdecke). Lassen Sie dabei den Bauch, so gut es geht, an den Oberschenkeln, damit der Rücken lang bleibt. Jetzt sind Sie im „Hund, der nach unten schaut“. Lassen Sie den Kopf einige Male hin- und herpendeln – ja, ja – nein, nein … Entspannen Sie Ihr Kiefergelenk mit den Pferdelippen, brrrr, brrrr …!

Bleiben Sie für 7 Atemzüge in der Haltung.
Stellen Sie sich vor, dass Sie durch die Fußsohlen einatmen bis ins Becken und dass Sie mit der Ausatmung die Energie über Rumpf und Hände wieder zurückgeben an die Erde.

Für Geübte: Setzen Sie am Ende der Einatmung Mula Bandha (Kontraktion der Beckenboden-Muskulatur nach innen) und lösen Sie es mit der Ausatmung.

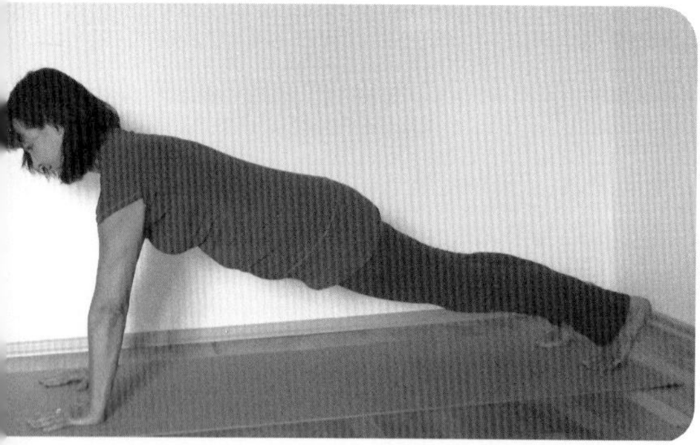

Kommen Sie dann in die gerade Linie (Brett) – wenn möglich, Wirbel für Wirbel. Bleiben Sie für 7 Atemzüge (oder so lange Sie sich wohlfühlen).

Tipps für die Atemführung:
Seufzen Sie einatmend den Atem nach oben bis in den Schultergürtel (volle Yoga-Atmung). Stemmen Sie am Ende der Einatmung beide Arme aktiv in den Boden und ziehen Sie dabei den Beckenboden nach innen (Mula Bandha). Lösen Sie während der Ausatmung Mula Bandha und dehnen Sie dabei die Fersen nach hinten vom Körper weg. Bewahren Sie dabei die Kraft in den Armen und richten Sie den Blick auf einen Punkt ca. 1 Meter vor sich auf dem Boden.

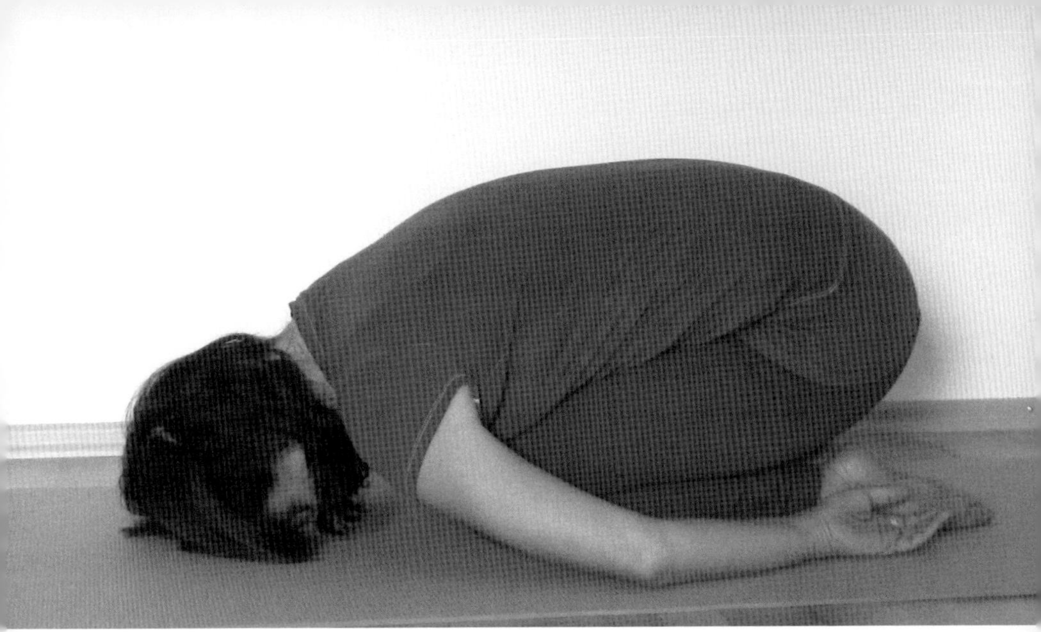

Entspannen Sie sich im Anschluss in der Stellung des Kindes.

Hinweis: Wenn die Praxis des Hatha-Yoga für Sie noch neu ist, empfehle ich Ihnen für die ersten drei Wochen Ihrer Übung vom Hund in die Stellung des Kindes zu kommen und diesen Ablauf 2 – 3-mal zu wiederholen … und weil Bilder oft so viel mehr sagen als viele Worte, gibt es auch diese Yoga-Sequenz auf meinem Youtube-Kanal …!

Weil mir neben bewegtem und kräftigendem Yoga auch die Praxis des Yin-Yoga – ein Yoga-Stil, der mit lange gehaltenen Positionen arbeitet, die im Idealfall sehr entspannt sind – ebenso sehr am Herzen liegt, möchte ich Ihnen hier exemplarisch eine Übung beschreiben, die sich wirklich gut dafür eignet, jede Praxis der Meditation zu beginnen, weil sie (wie Yin-Yoga im allgemeinen) eine Dehnung der Faszien (die die Muskeln umhüllen und am Knochen befestigen) bewirkt und damit aus energetischer Sicht den Chi-Fluss in den Meridianen in Schwung bringt bzw. auch ausgleicht.

Hinweis: Vertiefte Informationen über die faszinierende Welt der Faszien und die Zusammenhänge mit der Chinesischen Medizin finden Sie zum Beispiel auch in meinem Buch „Yin Yoga“, das 2014 beim Irisana Verlag publiziert wurde.

Schmetterling

Setzen Sie sich aufrecht auf den Boden. Wenn Sie möchten, können Sie eine gerollte Decke unter Ihr Gesäß legen, damit der untere Rücken leichter lang bleibt. Bringen Sie Ihre Fußsohlen aneinander und führen Sie sie ca. 30 cm vom Körper weg und kreieren Sie so die Form eines Diamanten. Stützen Sie die Hände vor sich am Boden ab und entspannen Sie die Ellbogen Richtung Boden. Lassen Sie dabei Ihren Oberkörper sich runden. Dadurch entsteht ungefähr die Form eines Regenbogens, wobei der Rücken die äußere und der Bauch die innere Seite dieses Regenbogens ist. Hier darf sich Ihr Rücken runden und wenn es sich gut anfühlt, können Sie den Kopf einfach baumeln lassen.

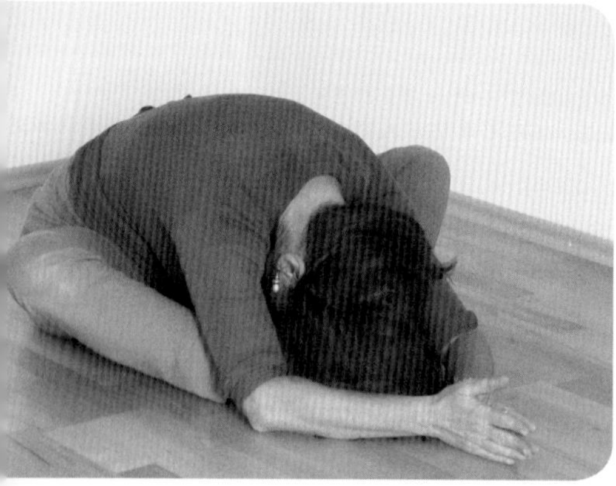

Spüren Sie, wie Ihr Atem durch die Nase einströmt und über Ihr Herz bis tief in den Bauch fließt und wie er sich im Becken entleert, wie Wasser, das sich in einer Schale sammelt, sodass die Lebenskraft in die Meridianbahnen fließen kann, wo sie am notwendigsten gebraucht wird. Versuchen Sie für die von Ihnen gewählte Zeitdauer (3 – 5 Minuten) diesen Atemmodus so beizubehalten. Vielleicht spüren Sie eine Dehnung in der Hüfte oder in den Oberschenkeln. Lassen Sie in diesem Fall den Atem dorthin fließen, damit sich die Spannung in diesem Bereich lösen kann. Ich verwende in diesem Fall gerne ein Atem-Mantra: „Einatmend spüre ich die Dehnung" und ausatmend „öffne ich mich dieser Empfindung und lasse sie los" – verkürzt „Dehnung" – „Loslassen".

Der „sitzende Schmetterling" eignet sich wunderbar als „Einstieg" in die Sitz-Meditation, weil er die Hüften öffnet und den Geist auf die Konzentration vorbereitet, die das Loslassen möglich macht.

Wenn Ihnen diese Übung zu anstrengend ist oder Ihnen aus dem einen oder anderen Grund nicht gut bekommt – das könnte z. B. der Fall sein, wenn Sie ein Problem mit den Knien oder den Hüften haben, empfehle ich Ihnen, einfach einmal den **„Liegenden Schmetterling"** auszuprobieren. Der ist auch ganz besonders dann geeignet, wenn Sie Stress haben und Sie ganz undogmatisch Ruhe finden und einen Ausgleich herstellen möchten.

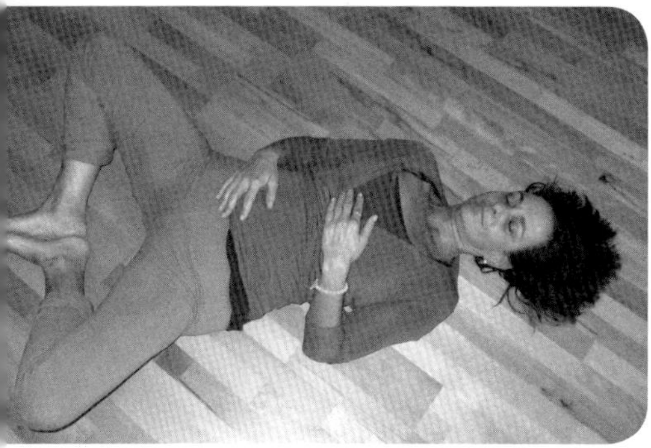

Bringen Sie in der Rückenlage beide Fußsohlen aneinander und lassen Sie die Knie weit auseinanderfallen. Bei Bedarf können Sie zwei gerollte Decken oder Yoga-Blöcke unter Ihre Knie legen. Legen Sie eine Hand aufs Herz und die andere auf den Bauch und spüren Sie den natürlichen Fluss Ihrer Atmung. Bleiben Sie so lange, wie Sie sich wohlfühlen, in dieser Haltung, und entspannen Sie sich danach in einer neutralen Position in der Rückenlage, z. B. mit aufgestellten Beinen.

Weil Hatha-Yoga aus der Tradition des Tantra gewachsen ist (siehe z. B. Hatha-Yoga-Pradipika oder Shiva Samhita), folgt an dieser Stelle ein kleiner Exkurs zum Thema „Tantra“, unter anderem auch deswegen, weil sich um diesen Begriff so viele Mysterien ranken, die ich mit Freude entmystifizieren möchte.

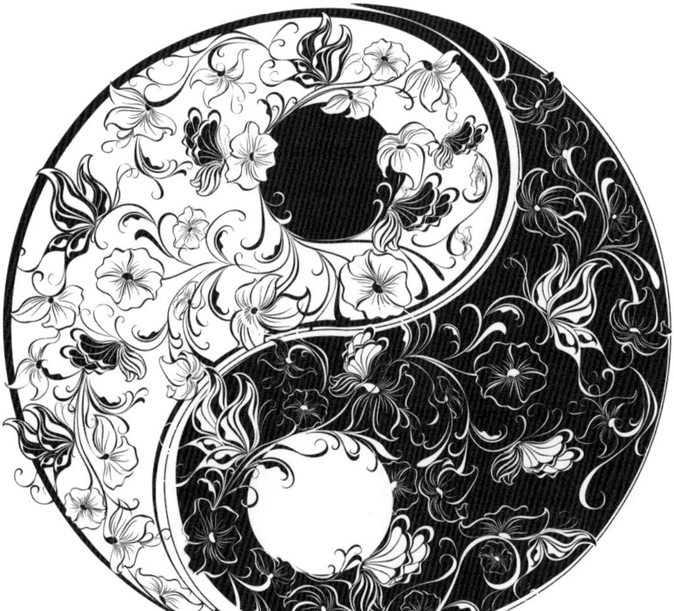

Exkurs
Tantra

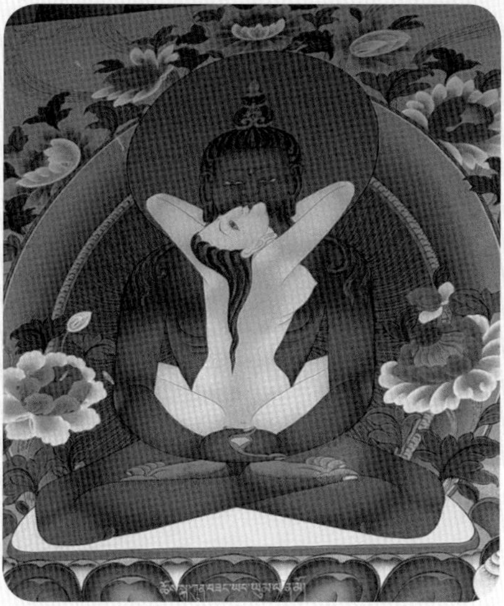

Kennen Sie die glücklich lächelnden Paare aus den antiken Tempeln von Khajuraho?

Oder die mit ihrer Shakti vereinten Buddhas aus dem tibetischen Kulturkreis?

Deren glückselige Gesichtsausdrücke weisen darauf hin, dass es im Tantra viel weniger um Begierde geht als um die Erfahrung eines Glückszustands. Den erlebt man meistens dann, wenn während der geschlechtlichen Vereinigung die Liebe wichtiger wird als der Sex bzw. dieser ein Ausdruck von Liebe ist.

Dazu bereitet sich der (die) Tantrika vor mit Visualisierungen, Klang- und Energielenkungen sowie verschiedenen Yogapositionen. Tantra ist sowohl alleine als auch in geschlechtlicher Vereinigung möglich und ist im Grunde eine Lebensphilosophie, die den Körper als Tempel der Seele würdigt und als Teil der Natur und des LEBENS erkennt.

Im Tantra wird davon ausgegangen, dass die Ejakulation für das orgasmische Erlebnis hinderlich ist. Ich finde, dass wir daraus kein Dogma machen sollten, aber gleichwohl kann es sich lohnen, damit zu experimentieren. Einen wahren Fundus zum Thema (und das tiefgründigste mir bekannte Werk dazu) stammt von Andre van Lysebeth, Tantra – The Power of the Feminine.

Drei Dinge sind dabei wesentlich:

- ❖ **ein langsamer, bewusster Atem**
- ❖ die Konzentration aufs Ajna Chakra
(Punkt zwischen den Augenbrauen, 3. Auge)
- ❖ und am wichtigsten: das Gefühl der Liebe
und die Hingabe an Gott.

Ähnlich wie bei taoistischen Techniken wird die orgiastische Energie übers Herz ins dritte Auge (in die Mitte der Stirn, Ajna Chakra) gebracht. Dazu verwendet die (der) Tantrika Techniken wie Mula Bandha (intensive Kontraktionen des Beckenbodens), um die Energie nach oben zu lenken, sowie verschiedene Visualisierungen bzw. Energielenkungen, die diesen Prozess unterstützen können. Dafür gibt es mehr oder weniger einfache bis komplizierte Techniken – meiner Ansicht nach ist es völlig ausreichend, präsent zu bleiben in Kopf und Herz und Körper, sich in Hingabe der intimen Nähe zu öffnen und das Göttliche im Partner zu erkennen, anstatt sich alleine von der Lust davontreiben zu lassen.

Durch bewusste Hingabe öffnen wir uns in das Feld von Liebe und Vertrauen, und was wollen wir mehr …? Ich glaube wesentlicher als jede „Technik" ist: unbedingtes Vertrauen, gepaart mit der Offenheit, den gegenwärtigen Augenblick immer wieder neu zu entdecken – ohne Dogma, wie dieses oder jenes „sein sollte".

Und wissen Sie, was ich als das Schönste dabei erlebe …? Dass wir genau durch diese Hingabe auf dem vielleicht persönlichst möglichen Weg in ein Feld geöffnet werden können, das jenseits des Körpers ist und das ich mit dem selbst- (bzw. seelen-)bewussten Zustand als identisch erlebe. Notwendig dafür halte ich, wie gesagt, absolutes Vertrauen – in meine/n Partner/in, in mich selbst, und noch viel wichtiger und ganz oft einander bedingend: in das LEBEN, in dem wir enthalten sind. Weil wir dadurch immer tiefer loslassen können. Und weil wir dadurch die Freiheit haben, uns mit oder ohne Sexualität in genau diesen wundervollen, ekstatischen Zustand zu begeben, weil dieses Feld (jenseits unserer persönlichen Identifikationen) immer vorhanden ist.

Aus meiner Sicht bedeutet Tantra, dass wir die tiefstmögliche Intimität erleben und das tiefe Verlangen danach direkt und unmittelbar in uns erkennen. Diese Intimität hat keine Grenzen und hat im Grunde nicht einmal etwas mit einem Menschen zu tun. Es ist eine Intimität, die das ganze Universum einschließt. Das ist für mich wahres Tantra: eine Umarmung des Universums – mit all seinen Schrecken und in all seiner Schönheit – in Liebe und sehr intim, und das öffnet mich in die Liebe zu meinem Wahren Selbst. Und das wunderschöne Paradox ist: dass dieses Erlebnis tatsächlich oft durch eine tiefe, intime Begegnung mit einem geliebten Menschen entsteht und von dort aus unser Leben durchdringt.

Ohne hier tiefer einzusteigen, möchte ich Ihnen an dieser Stelle exemplarisch eine der oben erwähnten Energielenkungen vorstellen, weil sie eine derjenigen ist, die Sie auch wunderbar in Ihre Praxis des Hatha-Yoga einbinden können (zum Beispiel in den Dreh-Sitz oder in statische Stand-Haltungen).

Praxis:
Energielenkung

Atmen Sie die Energie des Himmels durch Ihren Scheitel ein und lassen Sie sie bis ins Becken strömen, während Sie den Atem anhalten. Senden Sie ausatmend die Energie in die Erde. Atmen Sie dann die Energie der Erde ein, halten Sie den Atem an, während Sie die Energie nach oben lenken und an den Kosmos zurückgeben. Fahren Sie so fort, solange es Ihnen Freude bereitet. Enden Sie, indem Sie einige Male gut und kräftig in den Bauch atmen, um sich wieder in Ihrem Körper zu zentrieren.

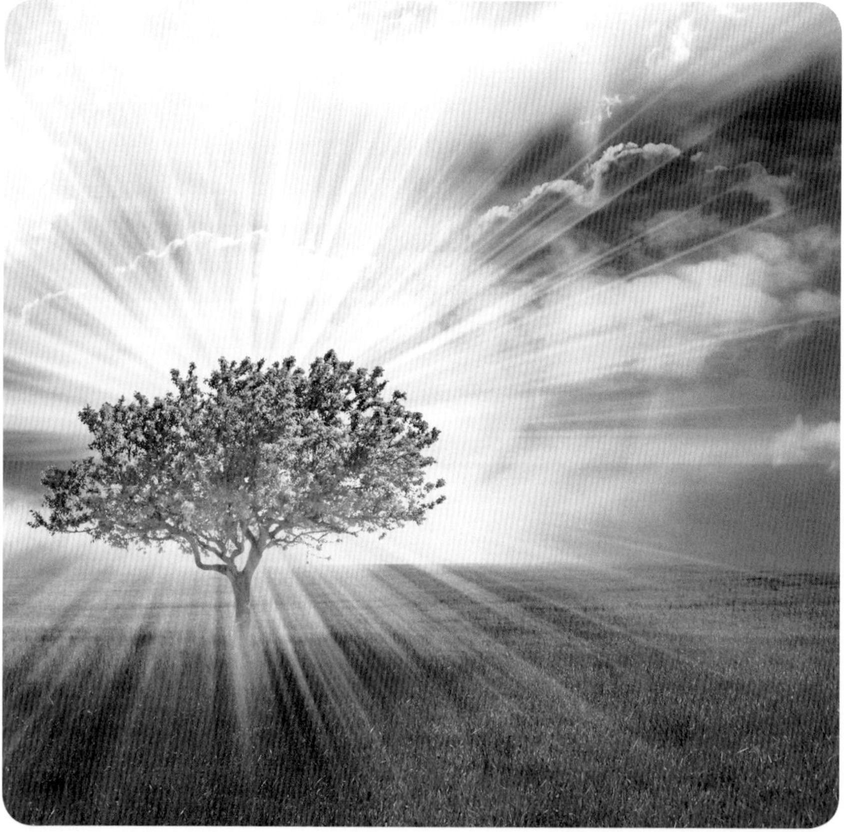

Kapitel 2

Raja-Yoga
und die Evolution des Bewusstseins

- Geheimnis Raja-Yoga und Integration in den Alltag
- Die Basis: Emotionen / Gefühle erkennen und loslassen
- Was ist Seelen-Bewusstsein?
  Die Struktur der menschlichen Seele und ihre Qualitäten
- Die Kernthemen auf unserem Lebensweg:
  Loslassen, Liebe, Wahrheit, Reinheit, Frieden, Glück

Integrierte Praxisübungen – Meditationen zu den Themen:
Loslassen, Liebe, Wahrheit, Reinheit, Frieden, Glück

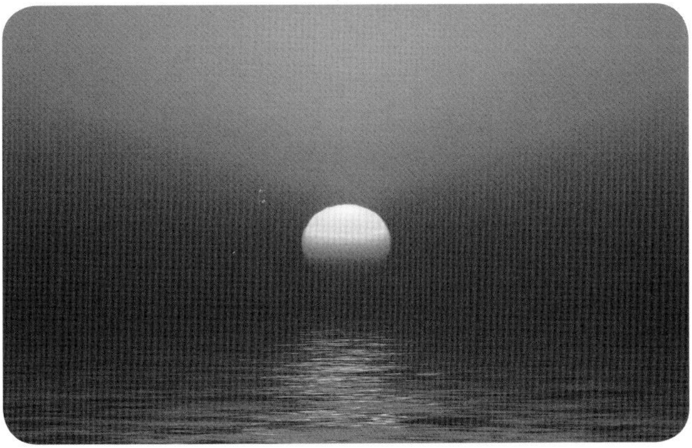

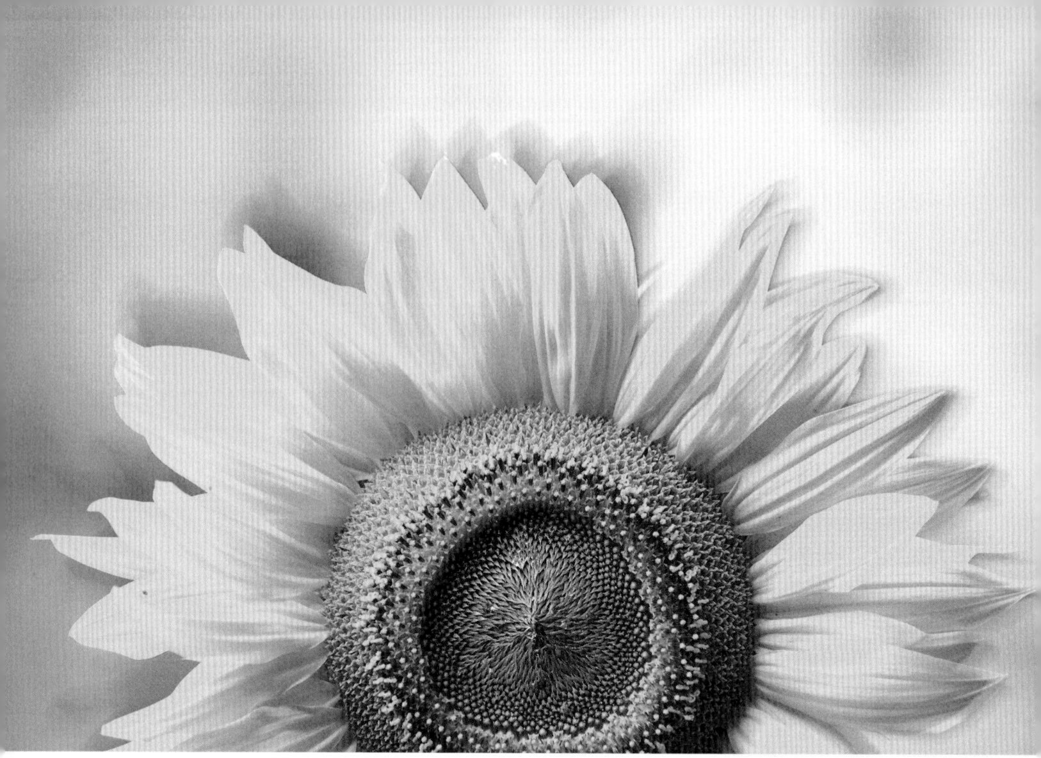

Geheimnis Raja-Yoga

und Integration in den Alltag

Raja-Yoga *verbindet auf wunderbare Art*
die Konzentration des Verstandes
mit der Öffnung des Herzens.

Ein klarer Verstand hat die Fähigkeit, Zusammenhänge zu erkennen, einzuordnen, zu analysieren, zu unterscheiden, zu entscheiden und auf den Punkt zu bringen. Eine tiefe Erfüllung erfährt der Intellekt in der Konzentration auf einen Punkt, die wir bereits durch die Meditation der Achtsamkeit geschult haben. Unser Herz aber will sich ausdehnen, es will sich verbinden und in Liebe aufgehen.

Eine der größten Herausforderungen des Lebens, denen wir auch im Raja-Yoga begegnen, besteht darin, dass wir uns aus der Identifikation mit dem Körper lösen und dass wir uns dadurch in das Bewusstsein öffnen, dass wir etwas anderes sind als unser Körper, in dem „wir" beheimatet sind. (Auf diesen Aspekt werde ich im 3. Teil noch einmal ausführlicher zurückkommen.) Ich erinnere mich gut daran, dass es auch für mich eine der größten Herausforderungen war, mich aus der Identifikation mit dem Körper herauszuschälen, die ich jahrzehntelang in ihn „hineingeübt" hatte, um durch das Bewusstsein für den Körper die Gedanken in den gegenwärtigen Augenblick zu bringen.

Raja-Yoga basiert auf dem zugrundeliegenden Konzept, dass wir eine Seele sind, die einen Körper hat, und nicht umgekehrt. Diese Annahme kann durch Übung und durch gelebte Erfahrung zu einer lebendigen Gewissheit werden – oder auch nicht. Jedenfalls sitzen „wir" als Seele wie ein kleiner Lichtpunkt oder Stern im Bereich des dritten Auges hinter der Stirn. Ich erlebe das stets wie ein pulsierendes Leuchten, das größer wird als mein Körper und über diesen hinausstrahlt, ihn durchstrahlt, bis sich die Körperwahrnehmung auflöst, ich also dieses Licht bin. Dieses (Seelen-)Bewusstsein gilt es durch beständiges Üben zu vertiefen.

Während die Achtsamkeit im innersten Raum unserer Seele hinter der Stirn konzentriert ist, können wir die ursprünglichen Qualitäten unseres Wesens, wie Stille, Frieden oder Liebe, erspüren und erleben und dadurch in uns selber kultivieren. So sind unser Verstand durch die Konzentration und unser Herz durch die Erfahrung dieser Qualitäten gleichermaßen beschäftigt.

Im Raja-Yoga gibt es wie im Hatha-Yoga verschiedene Traditions-Linien, und ich beziehe mich in der Folge auf die Tradition des Raja-Yoga der Spirituellen Universität Brahma Kumaris (bk). Ich habe sie auf einer meiner Reisen sehr unmittelbar lernen und verinnerlichen dürfen – so, dass viele Meditationen und Inhalte dieser Tradition ein lebendiger Teil meines Bewusstseins geworden sind. Ich möchte Ihnen erzählen, wie diese Lehre des Raja-Yoga auf ganz unorthodoxem Weg zu mir fand.

Ich reise seit ungefähr 30 Jahren im Winter regelmäßig nach Asien. Ich bin nicht immer exakt am gleichen Platz, aber es gibt eine kleine, relativ unverdorbene Insel im Osten Thailands, in der Nähe des kambodschanischen Festlandes, die mich immer wieder anzieht – keine Autos, Dschungelpfade, ab 11 Uhr nachts gehen die Lichter aus, und vor der Hütte ist ein kleiner Strand, den ich meistens für mich alleine habe. Das Meeresrauschen wird zu einem permanenten Hintergrundgeräusch – es ist ein Platz, der es mir erleichtert, mich tiefer mit Yoga und Meditation zu befassen, und an dem ich gerne schreibe. Nun denn – eines Tages hielt ein Kanu in der kleinen Bucht vor meiner Hütte, in dem „zu-fällig“ ein Lehrer aus der Tradition des Raja-Yoga saß. Er hatte Zeit, ich hatte Zeit, und wie das Leben so spielt, war er dazu bereit, nahezu die gesamte Lehre seiner Tradition erfahrungsbasiert und in einer intensiven Tiefe an mich weiterzugeben. Und ich war dafür bereit, dieses Geschenk anzunehmen und durch beständige Übung weiter zu vertiefen, so dass es innerhalb recht kurzer Zeit zu einem Teil von mir wurde.

Meine Gedanken nach dem ersten Eintauchen in diese Erfahrungen damals waren, dass in den Meditationen des Raja-Yoga auch eine Verbindung mit dem „Zwischen-Raum“ (zwischen, hinter den Atomen und Molekülen) stattfindet. Wobei es ja im Grunde müßig ist, darüber zu spekulieren, ebenso müßig wie die Frage, ob die innerste Seele identisch ist mit dem innersten Kern unserer Koshas, mit dem in uns pulsierenden Zustand der Glückseligkeit.

Wesentlich ist, dass wir durch die Meditationen des Raja-Yoga unsere Gedankenkraft so ausrichten, dass wir in das Bewusstsein hineinwachsen, dass wir eine Seele sind, die einen Körper hat. Ebenso wesentlich erscheint es mir, dass wir durch die Meditationen eine Pause herstellen, in der unsere Emotionen und Gedanken regenerieren können – in einer wirklich erquickenden und sehr lebendigen Stille, die ein absolut wirklicher Teil unseres Wesens ist, ganz egal, wie wir sie benennen.

Manchmal dauert es ein wenig und wir brauchen Geduld, bis wir diesen Zustand erleben. Deshalb müssen wir es uns wert sein, uns jeden Tag wieder neu auf das Erlebnis der Meditation einzulassen, die Meditation zu erforschen, um herauszufinden, inwieweit sie für uns Gültigkeit hat. Es ist wie beim so mühelos aussehenden Flug der Vögel, die scheinbar schwerelos und ohne Anstrengung dahingleiten. Sie müssen ziemlich kräftig mit den Flügeln schlagen, bis sie in der Luft sind und dieser für uns so schöne Anblick entsteht. So ist es auch mit der Meditation: Am Anfang braucht es den bewusst gesetzten Impuls und innere Disziplin, bis wir mit Leichtigkeit in die Erfahrung finden.

Vermutlich wird diese Erfahrung von Tag zu Tag zu Tag ebenso verschieden sein wie das Leben, das uns jeden Tag neue Erfahrungen bringt, durch die wir tiefer in uns hineinwachsen. Doch das Erlebnis der Meditation wird uns prägen und unsere ursprünglichen Wesensqualtitäten freilegen.

Dabei empfinde ich es als hilfreich, wenn mentale und emotionale Entwicklung ungefähr im gleichen Tempo vonstattengehen. Denn vielen von uns dürfte es sehr vertraut sein, die Dinge mit dem Verstand einzuordnen und zu analysieren. Ich empfinde es in diesem Fall als hilfreich, wenn wir uns die Zeit geben, unsere Empfindungen näher an uns heranzulassen und sie wirklich zu spüren und sie nicht zu überspringen. Aus diesem Grund folgen etwas weiter unten zwei Übungen (Spiel für Herz und Verstand; Loslassen), die sich mir erschlossen haben, als ich in einen wunderschönen Sonnenuntergang, auf einer steilen Felsklippe über dem Meer, in die heraufziehende Abenddämmerung hinein meditierte.

Sie begünstigen sehr effektiv eine gleichmäßige Entwicklung von Verstand und Gefühl (Emotion). Damit es jedoch keine Sprachverwirrung gibt, folgt zunächst ein Exkurs zum Thema.

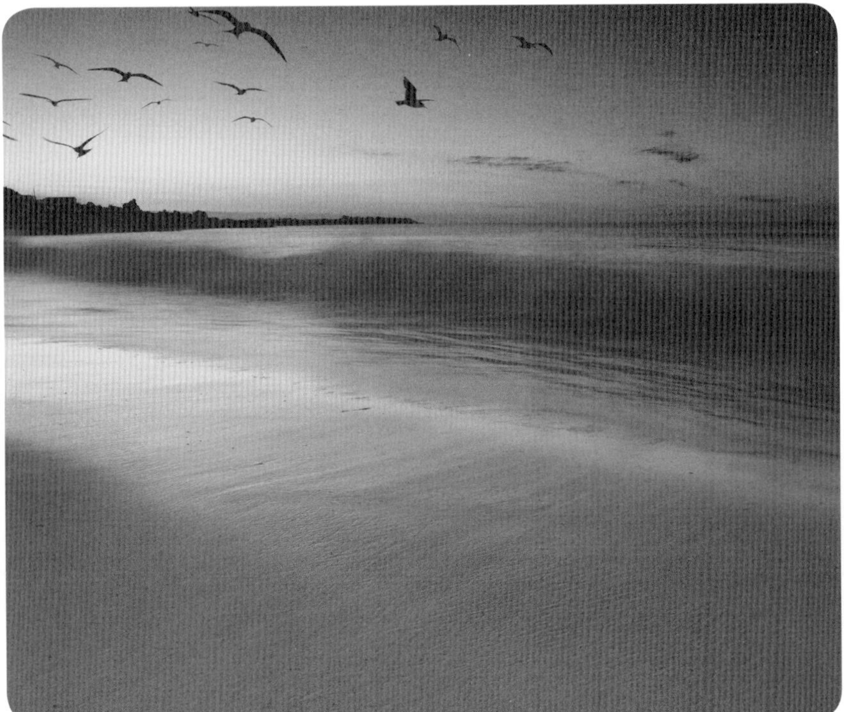

Exkurs
Emotionen und Gefühle

Diese Begriffe werden umgangssprachlich oft gleichgesetzt, obwohl sie nicht unbedingt das Gleiche bedeuten. Damit wir für unsere gemeinsame Reise durch diesen Text auch die gleichen Assoziationen mit ihnen verbinden, möchte ich diese Begriffe noch einmal näher definieren, ehe wir starten.

Ein Gefühl bezeichne ich als die neutrale Wahrnehmung eines Seins-Zustands, sei es körperlich, gedanklich oder emotional, indem ich diesen Seins-Zustand berühre. Wenn ich zum Beispiel beim Einkaufen die Textur eines Stücks Stoff berühre, weiß ich, ob er eher grob oder fein gewebt ist, ob er sich eher rauh oder seidig sanft anfühlt. Ähnlich verhält es sich, wenn ich einen Gedanken oder eine Emotion berühre: Ich weiß dann, wie es „sich anfühlt“, ob diese Wahrnehmung stimmig oder nicht stimmig ist für mich. Ein Gefühl ist also demzufolge die Wahrnehmung eines Zustands, ohne ihn zu bewerten. Dies kann vom Intellekt (Denken) ausgehend geschehen oder durch Intuition („Ich weiß nicht warum, aber ich spüre, „dass es stimmt“). Gefühle beziehen sich meistens auf den gegenwärtigen Augenblick, während Emotionen in der Regel mit vergangenen Erlebnissen verknüpft sind (und Ängste bezüglich der Zukunft auslösen können).

Trauer, Ärger und Wut fallen ganz oft in den Bereich der Emotionen, die aus frühkindlichen Prägungen entstanden sind und mit denen wir immer wieder auf bestimmte Auslöser und Situationen re-agieren. Manchmal sind sie angenehm, oft aber auch mit leidvollen Empfindungen verknüpft. Wenn wir lernen, die Emotion aus der sie umhüllenden „Geschichte“ zu lösen, berühren wir wieder die Ebene der Gefühle (mehr dazu finden Sie auch im dritten Kapitel dieses Buchs).

Früher oder später stellt sich die Frage: Wer ist dieses Ich, das die Emotionen erlebt, die Gedanken denkt, die Gefühle berührt …? Die Antwort ist eigentlich ganz einfach: Es ist das gleiche Ich, das diese Frage stellt. Die Emotionen, Gedanken und sogar die Gefühle sind im Feld des Bewusstseins, das ich bin und das dies alles wahrnimmt, enthalten. Sie können Teil meiner subjektiven Erfahrung sein, sind aber nicht Teil einer objektiven Wirklichkeit. Gleichwohl möchte ich mir ihrer bewusst werden, ohne sie zu verdrängen oder in ihnen zu schwelgen bzw. in ihnen zu verharren. Ich möchte die Emotionen im Licht meines Bewusstseins so berühren, dass sie schmelzen können wie eine Schneeflocke in meiner Hand.

Wenn ich meine Emotionen so betrachte und berühre, lösen sie sich auf – und zwar immer. Sie führen mich dadurch in die Wahrnehmung der Gefühle von Liebe, Freiheit und Frieden, die sich vertiefen können in den Zustand der ursprünglichen Qualitäten meiner Seele. Ich werde diese Qualitäten um der Klarheit willen als „reine Gefühle" bezeichnen (im Gegensatz zu den „unreinen" persönlich, emotional gefärbten).

Emotionen sind im übrigen nicht schlecht – sie sind einfach ein Zeichen, dass ich für ein paar Augenblicke vergessen habe, dass ich das Selbst (die Seele) bin und wieder einmal dabei bin, mich mit meinem Körper oder meinem üblichen Gedankengut zu identifizieren. Sie können ein wunderbarer Auslöser sein, mich in den gegenwärtigen Augenblick zurückzuentspannen und mich daran zu erinnern, wer ich wirklich bin.

Praxis
Kontemplation der Gefühle – ein Spiel für Herz und Verstand

Lassen Sie Ihren Verstand verschiedene Gefühle oder auch Emotionen benennen. Erlauben Sie es sich, diese wirklich zu erleben und zu spüren. Damit meine ich, dass Sie nicht über das Gefühl nachdenken, sondern dass Sie sich an eine Situation erinnern, die Sie erlebt haben, als Sie sich z. B. wirklich aus tiefstem Herzen gefreut haben oder als Sie traurig oder enttäuscht waren.

Das lässt sich als praktische Lebenshilfe im Alltag anwenden:
Wenn es in Ihrem Leben eine Situation gibt, über die Sie sich ärgern oder die Sie traurig macht oder die ganz einfach anders ist oder war, als Sie es sich wünsch(t)en – und ganz ehrlich: wer von uns kann behaupten, dass das nie der Fall ist …?, dann nehmen Sie sich 10 Minuten Zeit für sich:

Erlauben Sie es sich, das der Situation zugrundeliegende Gefühl (Emotion) wirklich zu fühlen und zu erleben: Wo in Ihrem Körper können Sie es fühlen? Vielleicht ist es Enge in der Brust oder ein zugeschnürter Hals? Ist es Freude oder Trauer, Scham, Angst oder Wut? Vielleicht spüren Sie auch nur die Energie im Körper, ohne sie näher benennen oder definieren zu können. Auch das ist völlig in Ordnung. Beobachten Sie sich und Ihre Reaktion einfach ganz genau, damit Sie sensibler werden für die energetischen Signale Ihres Körpers.

Versuchen Sie es einfach immer wieder – ohne davor wegzulaufen und ohne sich hineinzusteigern, und bleiben Sie dabei auf jeden Fall in Kontakt mit Ihrer Atmung.

Nehmen Sie sich ein paar Minuten Zeit dafür.

Lassen Sie dann Ihre Atmung wieder rhythmisch werden und spüren Sie die regelmäßige Vertrautheit Ihrer Atmung im Bauch – einatmend wissen Sie, dass Sie einatmen, ausatmend sind Sie sich der Ausatmung bewusst. Bleiben Sie einige Atemzüge dabei.

Spüren Sie dann den Kontakt zu Ihrer äußeren Umgebung: die Luft, die Ihre Haut berührt, die Geräusche, die über Ihr Ohr ins Innere des Körpers dringen. Öffnen Sie spätestens jetzt die Augen, und lassen Sie sich einfach so hier sein, mit allem Wenn und Aber, so wie Sie sich eben jetzt gerade fühlen. Es ist gut, genauso, wie es ***ist …***

Vielleicht müssen Sie diese Übung einige Male wiederholen …

Experimentieren Sie auch damit, sich positive Gefühle (Freude, Liebe, Zufriedenheit) ebenso intensiv erleben zu lassen. Hierbei geht es darum, dass die intellektuelle und emotionale Entwicklung im gleichen Tempo geschehen können. Denn leider nützt es nicht allzu viel, wenn wir die allerbesten Ideen und Konzepte in unserem Verstand abspeichern, wenn wir sie nicht zu einer lebendigen und gelebten Erfahrung werden lassen.

Loslassen

Nun denn – im Grunde wissen wir alle, dass dieses irdische Leben nicht von Dauer ist und dass wir uns irgendwann einmal von dem werden trennen müssen, was wir am meisten lieben. Deshalb macht es Sinn, zu durchleuchten, was es ist, woran wir am meisten hängen und womit wir uns am meisten identifizieren. Im Grunde ist und bleibt die einzige Konstante die Veränderung im Fluss des Lebens. Unser Körper wird von uns abfallen, wie ein Blatt vom Baum fällt, und sich wieder auflösen in die Elemente hinein, aus denen er zusammengesetzt ist. Und gleichwohl wehren wir uns immer wieder gegen das Loslassen. Wir versuchen das

Leben zu beeinflussen und nach unseren Wünschen zu gestalten, und dagegen gibt es überhaupt nichts einzuwenden. Doch wir müssen dabei im Blick behalten, dass wir unser Wünschen und unser Bestreben loslassen, ohne auf ein bestimmtes Ergebnis fixiert zu sein – so dass sich das Leben in dem Rhythmus entfalten kann, der für alle der beste ist.

Die folgende „Loslass-Übung" bringt uns in tiefen Kontakt mit dem, was für uns wichtig ist:

Praxis

Kontemplation des Loslassens

Finden Sie wieder einen ungestörten räumlichen und zeitlichen Rahmen für sich. Diese Übung können Sie im Sitzen oder im Liegen durchführen – aber bleiben Sie wach dabei!

Erlauben Sie es sich, zu spüren, was für Sie im Leben jetzt, in dieser Lebensphase das Wichtigste ist. Woran hängen Sie am meisten? Sind es Ihre Kinder oder Ihr Lebenspartner? Ihre Arbeit? Ihr schöner Körper? Erlauben Sie es sich, hinzuspüren, damit Sie wirklich fühlen, was für Sie wesentlich ist.

Öffnen Sie sich jetzt der Tatsache, dass Sie das, was Sie am meisten lieben, irgendwann werden loslassen müssen – und stellen Sie sich vor, dass das nicht irgendwann in ferner Zukunft ist, sondern jetzt. Wenn Sie nach Hause kommen, ist es, sie, er, nicht mehr da. Erlauben Sie es sich, die Emotionen und Gefühle zu erleben, die mit dem Verlust dessen, was Sie so sehr lieben, verbunden sind.

Bleiben Sie dabei in Kontakt mit Ihrer Atmung. Nehmen Sie sich so viel Zeit, wie Sie brauchen. Vielleicht kommen Ihnen die Tränen oder

Sie fühlen sich leer. Erlauben Sie es sich, genau das zu fühlen, was Sie fühlen.

Es ist in Ordnung, dass Sie sich so fühlen, wie Sie sich jetzt fühlen – völlig unabhängig davon, ob Sie das Gefühl als angenehm oder unangenehm empfinden.

Richten Sie nach einer Weile Ihr Gewahrsein auf die äußere Umgebung. Spüren Sie die Luft, die Ihre Haut berührt, und hören Sie die Geräusche, die über Ihr Gehör ins Innere Ihres Körpers dringen. Spüren Sie Ihren Atem. Bedanken Sie sich beim Leben oder beim lieben Gott oder dort, wo Sie sich für die Segnungen Ihres Lebens bedanken möchten, dafür, dass dieses meistgeliebte Etwas ein Teil Ihres Lebens ist.

Tipp: Nehmen Sie sich nach dieser Übung etwas Zeit für sich und gehen Sie nicht direkt im Anschluss in die nächste Außen-Aktivität.

Grundlagen des Raja-Yoga (aus meiner persönlichen Sicht)

Ich hatte in meinem Leben das Glück, genau die Erfahrungen zu sammeln, die in mir die Gewissheit wachsen ließen, dass ich so viel mehr bin als mein Alltags-Ich.

Ich habe erfahren, und ich erlebe es immer wieder neu, dass ich eine Seele bin, die mit Gott verbunden ist und die sich für ein paar Erdenjahre in diesem Körper eingenistet hat. Ich weiß, dass ich eine lebendige Beziehung zu IHM habe, die ich nach eigenem Gutdünken vertiefen kann, indem ich zunächst den Gedanken in mir zulasse, dass Gott mein Vater, meine Mutter, mein bester Freund und treuester Lehrer … ist.

Wenn ich – wie wir alle – „Sein Ebenbild" bin, wie es zum Beispiel in der Bibel steht, kann ich die Göttlichen Qualitäten immer deutlicher in mir erleben und verwirklichen. Der Vollständigkeit halber möchte ich anfügen, dass ich frei wählen kann, ob ich Gott als Mutter, Vater, Lehrer/in oder besten Freund erleben möchte, und deshalb die geschlechterspezifische Zuordnung nur der sprachlichen Einfachheit halber männlich gewählt ist. Ganz oft ist die erste, wichtigste und innigste Beziehung zu Gott die Liebe einer Mutter, wie im Idealfall auch im richtigen Leben. (Im dritten Teil des Buchs werden wir uns auf einem ebenso wirkungsvollen Weg noch einmal in die Erfahrung des seelen-/ selbst-bewussten Zustands begeben).

Ich möchte mich nicht in Spekulationen darüber verlieren, ob wir ein „Stück von Gott" sind, das auf die Erde gefallen ist, oder ob wir eine im Körper beheimatete Seele sind. Meiner Ansicht nach ist das nicht von wirklich entscheidender Bedeutung. Als viel wesentlicher empfinde ich es, dass wir uns einen täglichen Raum kreieren, in dem wir unser Alltags-Ich durchleuchten und eigene Erfahrungen sammeln, damit wir unsere eigene Wirklichkeit entdecken. Oft empfinden wir sie als eine zarte Ahnung, die sanft wie ein Windhauch unsere Seele berührt und gleichzeitig kraftvoll wie die Tiefe des Ozeans unser ganzes Wesen und somit unser Leben durchdringt. Und machmal zeigt sie sich als unmittelbare, klare Erkenntnis – das kann sehr verschieden sein.

Im innersten Teil meiner Seele erlebe ich einen „heiligen Raum", den ich der Einfachheit halber als Seelen- bzw. Wesenskern bezeichne. Dieser ist allezeit unberührt geblieben von äußeren Prägungen und Einflüssen. Es ist ein Raum, in den weder verbale noch körperlich erlebte Gewalt hat eindringen können und in den ich mich im Augenblick des Leids oder der größten Gefahr immer wieder zurückziehen konnte bzw. der sich immer wieder in mir ausgebreitet hat, wenn das Leben es einmal gar zu bunt mit mir trieb. (Natürlich ist er auch in „guten Zeiten" in mir, ebenso wie in Ihnen und jedem anderen Menschen auf diesem Planeten – es ist lediglich eine Frage, wie wir unser Bewusstsein ausrichten, damit wir uns dessen bewusster werden.) Ich erlebe eine sehr lebendige und reale Stille, die immer vorhanden ist und meine Gedanken und Empfindungen durchdringt – wie der Sauerstoff, der in der Luft enthalten ist.

Ich möchte Sie an dieser Stelle auf eine Reise einladen.

Es ist eine Reise in eine Welt rot-goldenen Lichts, das Ihr Bewusstsein reinwäscht von Kummer, Angst und Sorgen – in eine Welt ewiger Stille, in der Sie Gott begegnen können. Wenn Sie eher rational als mystisch geprägt sind, möchte ich Sie um Geduld bitten und darum, diese Meditationen zunächst einmal als Experiment zu betrachten oder als Spiel, wie eine Phantasie-Reise zum Beispiel. Denn was kann es schaden, wenn Sie Ihre Gedanken freiwillig, nur für einige Augenblicke, von Ihren alltäglichen Themen abziehen und mit positiven Inhalten füllen …? So, als ob Sie im Radio einen anderen Sender einstellen würden, oder anstatt sich in der physischen Realität vor den Fernseher zu setzen, die Fähigkeit Ihrer Gedanken trainieren, im Geist bei einer Sache zu bleiben. Vielleicht finden Sie ja auch durch die Meditation etwas Abstand zu dem, was Sie üblicherweise beschäftigt, so dass Sie danach einen anderen Blickwinkel für manche Ihrer Lebensthemen gewinnen können. Betrachten Sie die Meditationen des Raja-Yoga zunächst einfach als Kontemplation, die Ihren Geist schult, und öffnen Sie sich für die Erfahrungen, die Sie dabei machen.

Hinweis: Eine Methode, um Meditation konzentriert zu üben, ist: Sprechen Sie sich den Text einfach auf ein Tonband oder ein vergleichbares Medium. Machen Sie dabei ausreichend Pausen, damit Sie sich das Zeitfenster kreieren, die entsprechenden Gefühle zu erleben. Nebenbei kreieren Sie damit zusätzlich den wunderbaren Zusatz-Effekt, dass Ihnen Ihre eigene Stimme vertraut wird.

Seelenbewusstsein

Hinweis: Wenn in der Folge von „Seelenbewusstsein" gesprochen wird, ist damit immer das Bewusstsein für den innersten Seelenkern, für den innersten heiligen Raum unserer Seele gemeint (siehe auch Kapitel: Struktur der Seele).

Kreieren Sie sich für diese Meditation einen kleinen ruhigen Ort, vielleicht mit einer frischen Blume oder einer Kerze, etwas, das Ihres reinen Wesens würdig ist und zugleich Ihren Blick erfreut. Finden Sie in die Meditations-Haltung, in der Sie sich am wohlsten fühlen. Das kann auf dem Boden sein oder wahlweise auch auf einem Stuhl. Richten Sie dabei Ihren Körper gerade aus, damit Ihr Atem frei fließen kann, und verzichten Sie darauf, sich anzulehnen.

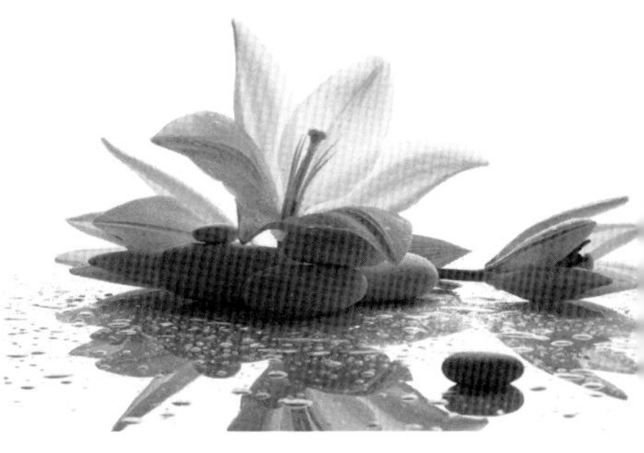

Praxis
Meditation „Seelenbewusstsein“

Gönnen Sie sich einige Augenblicke, um Ihren Atem zu spüren … Lassen Sie dann die Konzentration auf den Atem los. Vergessen Sie – nur für ein paar Augenblicke – Ihren Körper und entspannen Sie sich in den Raum hinter der Stirn … Stellen Sie sich vor, dass Sonne in Ihr Gesicht strahlt und all Ihre Gesichtsmuskeln entspannt, besonders Ihre Augen, die Stirn und den Raum dahinter …

… Lassen Sie sich von diesem Licht ganz tief nach innen ziehen, so, als ob ein Sog Sie durch einen Tunnel tief nach innen zöge, in einen Raum der unendlichen Stille …, wo sich das Licht bündelt und zu einem kleinen, goldenen Stern verdichtet, der tief hinter Ihrer Stirn sitzt und leuchtet. Spüren Sie, wie dieses Licht sich ausbreitet und Ihr ganzes Wesen erfüllt …

Ich bin Licht, ich bin reines, bewusstes Sein …

Erlauben Sie es sich, für ein paar Augenblicke in diesem Raum des Lichts und der Stille zu verweilen, und lassen Sie das Bewusstsein für Ihren Körper mehr und mehr verblassen, sodass Sie tiefer und tiefer eins werden mit der Stille und mit dem Frieden, den Sie in sich tragen. Verbinden Sie die Konzentration auf einen Punkt mit dem Gefühl von Ausdehnung und angenehmer Weite …

Öffnen Sie dann Ihre Augen und halten Sie den Blick an einem Meditations-Objekt Ihres vertrauten Ortes fest, während Sie das Bewusstsein der Weite und Stille sich noch mehr ausdehnen lassen, so, als ob Sie treiben würden, absolut schwerelos, in einem Ozean des Lichts, das leuchtet in den Farben eines Sonnenuntergangs – in einem zeitlosen, ewigen Raum ohne Anfang und ohne Ende … Um Sie herum treiben viele andere Lichtpunkte, die ebenfalls leuchten, manche etwas mehr, manche etwas weniger – in einem Ozean der Stille und des Friedens und einer unendlichen Liebe … Erlauben Sie es sich, diesen Zustand zu spüren und zu erleben …

Unter all diesen Sternen ist einer, der ganz besonders hell leuchtet und der mit all den anderen Sternen – auch mit Ihnen – verbunden ist und der Sie magisch anzieht …

… Folgen Sie jetzt dieser Anziehung und lassen Sie sich hinziehen zu diesem leuchtenden Stern. Setzen Sie sich ihm gegenüber … Sie erleben jetzt ein Wesen aus Licht, das unendliche Güte und Wohlwollen in Sie hineinstrahlt und dessen Liebe all Ihre Sorgen und Nöte von Ihnen wäscht, dessen Liebe wie Salbe auf den Wunden Ihrer Seele ist und Ihnen Stärke gibt und Kraft. Sie fühlen sich unendlich angenommen und sehr zu Hause bei dieser Präsenz aus strahlendem Licht, dessen Liebe Sie umfängt wie die Arme einer fürsorglichen Mutter, dessen leuchtende Klarheit Sie aufrichtet wie der Geist eines liebenden Vaters …

… Erlauben Sie es sich, das Gefühl zu erleben, dass Sie geliebt werden, ganz tief von innen heraus … Öffnen Sie sich dem Erlebnis und dem Gefühl, dass Sie unendlich geliebt und angenommen sind – einfach, weil Sie genau so sind, wie Sie sind. Erlauben Sie es sich, die lebendige Liebe, Kraft, und Geborgenheit zu erleben, die Sie in der Stille finden. Bleiben Sie für einige Augenblicke in diesem Zustand – in absoluter Harmonie, in völligem Frieden, voller Wahrheit und voller Kraft.

… Wenn es in Ihrem Leben irgendein Problem gibt, können Sie es jetzt diesem Lichtwesen, das Sie so unendlich liebt, erzählen, und Sie können ganz sicher sein, dass ER es in seiner unendlichen Liebe in sich aufnimmt, und vielleicht spüren Sie auch, wie es Ihnen dadurch leichter wird ums Herz. (In der Tradition des Raja-Yoga wird diese Präsenz gerne „Baba“ genannt, das ist das indische Wort für „liebender Vater“).

Ein paar der sehr hell leuchtenden Sterne sammeln sich und verlassen den Ozean des rotgoldenen Lichts und regnen mit Ihnen hinunter, durch Raum und Zeit auf den Planeten Erde und Sie landen …

… sicher und geborgen im Raum hinter Ihrer Stirn …

Sie sind ein pulsierender Lichtfunke, ein Seelen-Stern der voller Liebe ist und dessen Licht aus Ihren Augen strahlt, eine Seele, die sich für ein paar Erdenjahre diesen Tempel ausgesucht hat.

Variation

Setzen Sie sich aufrecht und gerade hin, damit Ihr Atem frei fließen kann.

Entspannen Sie sich in den Raum hinter der Stirn. Stellen Sie sich vor, dass Ihnen Sonne ins Gesicht strahlt, so dass sich Ihre Gesichtszüge noch tiefer entspannen …

… Spüren Sie, wie sich das Licht tief im Inneren Ihres Kopfes bündelt, ein Stern, der aus sich selbst heraus leuchtet und strahlt und dessen Licht Ihren ganzen Körper – um genau zu sein: all Ihre Körper-Hüllen – ausfüllt und durchleuchtet …

… Lassen Sie jetzt Ihren Körper schmelzen, so dass nur noch dieses Leuchten übrig bleibt, in dessen Zentrum, tief hinter Ihrer Stirn, ein kleiner Stern pulsiert. – Das sind Sie, eine Seele, die in einem Körper zuhause ist.

Hinter Ihnen pulsiert noch ein größeres Licht, das Sie magisch anzieht und mit dem Sie verbunden sind. Eine unglaubliche Liebe fließt von Ihm in Sie hinein, es fühlt sich an, als ob Sie ganz tief von innen heraus umarmt würden. Genießen Sie dieses Gefühl, solange Sie möchten, und bewahren Sie das Bewusstsein, dass Sie unendlich geliebt sind, ganz gleich, an welchem Punkt Ihres Lebens Sie gerade stehen.

Variation – Kurzversion

Stellen Sie sich einfach zwei Lichtpunkte vor – einer ist hier unten auf der Erde, hinter Ihrer Stirn, und der andere ist jenseits davon, in einer Welt der Stille und des Friedens. Wenn diese beiden Punkte durch die Kraft unserer Gedanken und Gefühle verbunden werden, entsteht eine mystische Verbindung, die es möglich macht, den innersten Wesenskern wahrzunehmen – ich, die Seele, hier unten, die Höchste Seele, Gott, dort oben. Liebe und die Kraft der Erinnerung lassen so tiefe Nähe entstehen, dass sich Gefühle der Entfernung oder des Getrenntseins auflösen.

Je tiefer wir in die Meditation des Raja-Yoga eintauchen, umso mehr lernen wir durch die Beziehung mit Gott über unsere ursprüngliche Seelennatur. Gleichzeitig werden wir auch wieder wie ein Kind – offen und empfänglich, offen für die Stimme Gottes und empfänglich für die Wunder, die uns das Leben anbietet.

So wie der menschliche Körper aus 5 Elementen zusammengesetzt ist, die wieder in die Natur zurückkehren, wenn er sich auflöst, gibt es (in der Tradition des Raja-Yoga n. B. K.) auch in unserer Seele 5 Ursprungs-Qualitäten. Meiner Erfahrung nach ist die Kontemplation über jede dieser Qualitäten ein wunderbarer „Tür-Öffner" in eine lebendige, dynamische und sehr reale Stille. Um dieses Thema tiefer zu erfassen, ist es hilfreich, wenn wir an dieser Stelle die Struktur der menschlichen Seele genauer betrachten.

Struktur der menschlichen Seele

In der Meditation „Seelen-Bewusstsein" (S. 74) haben wir uns mit dem innersten Kern unserer Seele verbunden. Dieser Kern ist wie ein heiliger Raum, der von den Strömungen des Lebens unberührt bleibt, und ist umhüllt von den Prägungen, die wir im Laufe unseres Lebens erfahren haben, und möglicherweise auch von denen, die wir aus eventuellen Vorleben mitgebracht haben. Dies zeigt sich in unseren Vorlieben und Abneigungen: Warum kann zum Beispiel ein kleines Kind aus dem Nichts heraus Klavier spielen oder warum kann ein ansonsten relativ spirituell bewusster Mensch die eine oder andere Sucht nicht ganz loslassen? Diese Prägungen sind zum Teil in unserem Unbewussten und zum Teil in unserem Unterbewussten gespeichert. Diese verschiedenen Ebenen können Sie sich durch eine Membran voneinander getrennt vorstellen, die mehr oder weniger durchlässig ist, so dass sich verschiedene Bewusstseins-Ebenen bewusst oder unbewusst untereinander vernetzen – C.G. Jung nennt dies „kollektives Unbewusstes".

Daraus leiten sich verschiedene Übungsweisen bzw. „Spielweisen" für verschiedene Charakter-Strukturen ab:

1. ***„durchlässig werden":*** Wenn Sie merken, dass Sie dabei sind, negativ und widerwillig auf bestimmte Situationen und Menschen zu reagieren, nehmen Sie sich die Zeit, die entsprechende Emotion zu fühlen. Lassen Sie dann zu, dass sie sich auflöst, und stellen Sie sich vor, dass Sie ganz sanft nach innen sinken, in Ihren innersten Wesenskern, in dem Sie Kraft finden und regenerieren können und in dem Sie die Klarheit finden, ob Sie die in Frage kommende Situation besser tolerieren oder verändern.

2. ***„Filter einbauen“:*** Wenn Sie bemerken, dass Sie die Schwingungen Ihrer Mitmenschen zu sehr in sich aufnehmen, stellen Sie sich vor, dass Sie einen Filter in Ihr Energie-System eingebaut haben, der nur das in Sie hineinlässt, was für Sie hilfreich ist, und in dem alle Negativität von außen wie in einem Flusensieb „hängen bleibt“.

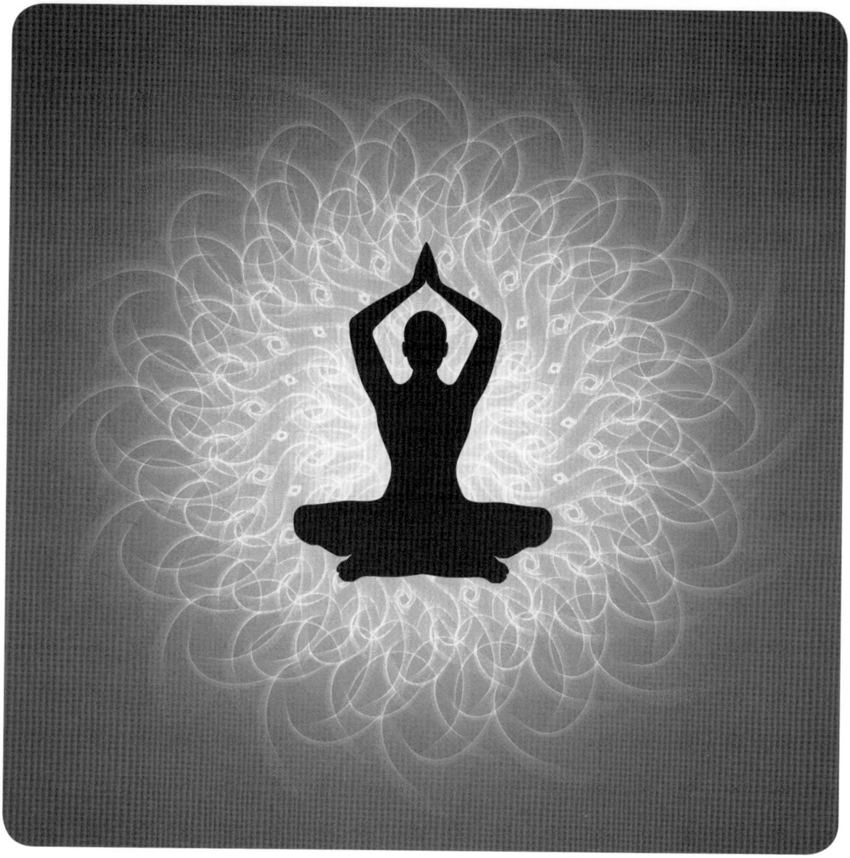

Die ursprünglichen Qualitäten der menschlichen Seele

Im innersten Seelenkern, in unserem innersten heiligen Raum, gibt es, bildhaft gesprochen, fünf Türen, die sich in die ursprünglichen Wesensqualitäten unserer Seele öffnen. Es handelt sich um die Qualitäten von Liebe, Wahrheit, Reinheit, Friede und einer grundlegenden Freude oder Wonne. Diese „Türen" sind nicht voneinander getrennt, sondern sie können sich ineinander öffnen:

Tief empfundener innerer Frieden kann zum Beispiel die Türe zu mitfühlender Liebe öffnen. Und wenn Sie tiefe Liebe und Frieden verspüren, verbindet Sie das mit dem Feld der Reinheit. Wenn Sie innerlich „rein", frei von Unrat und unnützen Gedanken sind, öffnet sich die Tür zu Ihrer inneren Wahrheit bzw. Wahrhaftigkeit. Durch eine innige Verbindung mit der Höchsten Seele (Baba) intensiviert sich diese Erfahrung, woraus sich ganz von alleine die Tür in die Glückseligkeit öffnet. Die Erfahrung einer unserer ursprünglichen o.g. Qualitäten verstärkt automatisch die anderen. (Selbstverständlich gibt es auch andere „Tür-Öffnungen" bzw. Verbindungen derselben, aber so erlebe ich es immer wieder gerne.)

Wir werden im folgenden Teil des Buchs die 5 ursprünglichen Seelen-Qualitäten, die reinsten aller reinen Gefühle betrachten. Nach grundlegenden Gedanken zu diesen Eigenschaften folgt für jede Qualität eine Meditation, die Sie mit dieser Energie verbinden kann. Wir beginnen mit der Liebe, die uns in die Wahrheit führt, die uns mit unserer Reinheit verbindet. Dadurch finden wir Frieden, der uns glücklich macht und letztlich mit dem neutralen Feld der Freude verbindet, die alles willkommen heißt, das kommt und wieder geht, und die die begründete Freude bereits in sich transzendiert hat.

Wir beginnen den Einstieg mit dem Exkurs zum Thema:

Exkurs
Freiheit und Gerechtigkeit oder: warum Liebe Karma auflöst

Freiheit bedeutet, dass wir das Recht haben, zu wählen. Die meisten Menschen sind glücklich, wenn sie wählen dürfen. Die Geschichte des Menschen ist voll von Kriegen, Revolutionen und Erklärungen, in denen es um Freiheit, Unabhängigkeit und Befreiung geht. Für uns als Menschen ist Freiheit eines der meist geschätzten Rechte. Sie erlaubt es jedem Individuum, seine Hoffnungen, Ziele, Wünsche und Erwartungen ohne Einschränkung auszudrücken.

Freiheit ist eines unserer angeborenen Grundrechte. Wenn sie auf Kosten anderer missbraucht wird, zieht das aber immer die eine oder andere Form des Leidens nach sich. Leid ist die Sprache der Gerechtigkeit. Wir sind völlig frei, zu wählen. Das ist ein ewiges Gesetz und es ist unser Recht, aber wir dürfen dabei nie vergessen, dass über dem Recht der persönlichen freien Wahl auch das Gesetz der ewigen Gerechtigkeit steht. Gerechtigkeit ist im Grunde wohlwollend, denn sie strebt immer danach, die natürliche Ausgewogenheit und Harmonie im Universum zu erhalten.

Der fehlgeleitete Gebrauch der Freiheit erzeugt Ungerechtigkeit. Es ist unvermeidlich, dass dort, wo Ungerechtigkeit herrscht, Gewalt entsteht – sei es körperlich, emotional oder verbal. Immer wenn einem Menschen das Grundrecht verwehrt wird, so zu sein, wie er oder sie ist, ist Gewalt die Folge. In unserer heutigen Welt nimmt die Gewalt stetig zu. Die Gewalt der Menschen gegeneinander und gegen die Natur ist so immens geworden, dass wir die Maschinerie sehen und spüren können, die diese Ungerechtigkeiten und das Ungleichgewicht mit kolossaler Geschwindigkeit ausgleicht, Leid und Schmerz in allen Ebenen der Gesellschaft, sowohl im persönlichen Leben als auch auf internationaler Ebene, durch die äußere oder auch durch unsere innere Natur. Die Menschheit missbraucht im Moment vielfach ihre Freiheit. Und im Auge des Sturms arbeitet immer weiter die ausgleichende Gerechtigkeit, um wieder ein Gleichgewicht herzustellen.

Kein menschlicher Gedanke, keine menschliche Meinung oder Handlung kann das Gesetz der Gerechtigkeit außer Kraft setzen. Ihr Gesetz ist absolut. Das Gesetz ist, dass Harmonie und Ordnung sowohl auf persönlicher als auch auf universeller Ebene gewahrt werden bzw. wieder hergestellt werden müssen. Was du sähst, wirst du ernten.

Wenn aufgrund eines Freiheits-Missbrauchs dieses Gesetz gebrochen wird, kommt die Gerechtigkeit ins Spiel und ist bestrebt, die verloren gegangene Harmonie wieder herzustellen – ganz egal, ob es uns Menschen angenehm ist oder nicht. Die Wiederherstellung des Gleichgewichts kann für uns Menschen leidvoll sein – besonders dann, wenn wir nicht bereit sind, unsere egoistischen Angewohnheiten zu verändern. Wenn wir nicht dazu bereit sind, unser Denken und unsere Herzen einem tieferen Verständnis zu öffnen, ist die Wahrscheinlichkeit groß, dass wir weiter Schmerz und Leid in unserem Leben erfahren. Dies geschieht auch, wenn wir gar nicht mehr wissen oder ahnen, was wir denn eigentlich „ver-/gebrochen“ haben.

Wir sind freie Wesen. Aber wir müssen auch erkennen, dass wir selbst verantwortlich sind für die Konsequenzen, die sich aus der Art und Weise ergeben, wie wir unsere Grundrechte anwenden. Selbst die Natur reagiert mit einem Sichaufbäumen und versucht dabei, die ihr innewohnende Harmonie zu bewahren, der stetigen und selbstbezogenen Einmischung der menschlichen Rasse zum Trotz. Wenn es ein Ungleichgewicht gibt, wird sich ohne Zweifel wieder die Gerechtigkeit einschalten, um das Gleichgewicht erneut herzustellen. So gesehen ist dieser Ausgleich eine automatische Maßnahme des Universums, das sich im Wechsel der Zeit immer wieder selbst reguliert. Und in Wirklichkeit ist es keine Strafe; es ist ganz einfach ewiges Gesetz.

Wie es im deutschen Volksmund so schön heißt:
Was du nicht willst, dass man dir tu, das füg auch keinem andern zu.

Dies gilt natürlich auch gegenüber Tieren. Positiv umformuliert lautet dieses universelle Gesetz für jedes menschliche Wesen: Was du anderen tust, kehrt zu dir selbst zurück.

Es gibt jedoch eine Kraft im Universum, die das Konto des Karmas sanfter ausgleichen kann, die das Ungleichgewicht korrigieren und den Schmerz heilen kann. Diese Kraft erwächst aus der Beziehung mit Gott. Mit allergrößtem Mitgefühl löscht Gottes direkte Liebe die Konten der Vergangenheit: Sie klärt unsere Schulden und befreit die menschliche Seele. Wenn wir uns der allumfassenden Liebe Gottes öffnen, kann uns Seine Gnade berühren und wir können frei sein, indem wir uns voller Vertrauen dem Weg des Erwachens verpflichten. Indem wir lernen, uns aus unseren üblichen Identifikationen zu lösen und die lebendige Stille zu entdecken, die wir in uns haben, stellt diese Kraft einen Ausgleich her, der uns befreien kann. Öffnen Sie sich einfach dem Gefühl, dass Sie geliebt sind, ganz einfach, weil sie einzigartig und absolut liebens-würdig sind.

Liebe

Wir haben viele Gewohnheiten und Einstellungen, die so grundlegend in unserem Wesen eingewurzelt sind, die so engmaschig ins Netz unserer Persönlichkeit eingewoben sind, dass es schwierig wird, wenn wir sie ausschließlich auf der Grundlage reiner Erkenntnis auflösen wollen. Natürlich ist es wichtig, dass wir unsere Fehler erkennen, und das ist auch ein erster Schritt in die richtige Richtung, damit wir innerlich frei werden. Aber das reicht in den meisten Fällen nicht aus, um eine praktische Veränderung zu bewirken, ganz egal, wie klar und inspirierend unsere Gedanken auch sein mögen.

Denn wenn wir uns ausschließlich auf der Grundlage dessen, was wir als richtig oder falsch erkannt haben, verändern möchten, setzen wir uns mehr und mehr in einen Käfig engmaschiger Bemühungen und wir laufen dabei in die Gefahr, dass wir uns eher verschließen als öffnen und befreien. Wenn wir aber ***wissen,*** als erfahrene Wirklichkeit, ganz tief von innen heraus, dass wir geliebt werden, dass wir absolut liebenswürdig, dass wir es würdig und wert sind, geliebt zu werden, ohne Wenn und Aber, mit all unseren Stärken, Einschränkungen und Schwächen, dann haben wir auch den Mut, uns wirklich zu verändern und weiter zu entwickeln.

Denn wenn wir uns ***bedingungslos,*** ohne Einschränkung, geliebt fühlen, einfach weil wir so sind, wie wir sind, fällt es uns auch immer leichter, uns selbst zu akzeptieren. Und Selbstakzeptanz ist der erste Schritt zur Liebe für uns selbst. Manchmal geschieht uns das auch durch die Liebe eines Menschen. Und dann kann die Angst entstehen, dass wir diese Liebe wieder verlieren, weil sie von außen her zu uns gekommen ist.

Ich möchte Sie jetzt bitten, für einen Moment innezuhalten – und sich der Vorstellung zu öffnen, dass Sie ohne Wenn und Aber geliebt werden, einfach weil Sie so sind, wie Sie sind. Wie fühlen Sie sich dabei …? Nehmen Sie ein paar tiefe Atemzüge, und erleben Sie diese Empfindung jetzt, in diesem Augenblick.

Eine Möglichkeit, dieses Gefühl immer wieder neu zu erleben, besteht darin, dass Sie sich immer wieder in die Liebe Gottes entspannen. Vieles im Leben wird um so einfacher für uns, wenn wir uns tief von innen heraus bedingungslos geliebt fühlen. Gottes Liebe ermöglicht es uns, uns so anzunehmen und uns selbst zu lieben, so wie wir sind. Dadurch öffnen wir uns auch der Notwendigkeit einer Veränderung unserer Persönlichkeit, wenn es nötig ist. Wir akzeptieren uns von Grund auf, weil uns die Göttliche Liebe stets dazu animiert, unser höchstes Potential zu leben. (Wenn Sie denken, dass Sie atheistisch sind, ersetzen Sie den Gottesbegriff durch einen anderen. Aber erlauben Sie sich immer wieder das Gefühl unendlichen Geliebtseins in sich selbst.)

Liebe, die nicht an Bedingungen geknüpft ist, inspiriert uns dazu, nach dem Höchsten zu streben, und löst gleichzeitig den Druck auf, dass wir uns allzu sehr anstrengen müssen, weil Fehler und Schwächen erlaubt sind. Wir schließen Freundschaft mit dem Lauf der Zeit. Die Zeit bedroht und bedrängt uns nicht mehr, sondern arbeitet mit und für uns. Wir erkennen, wie kostbar sie ist, und darum möchten wir sie auch nicht mehr vergeuden, indem wir Gelegenheiten und Chancen vernachlässigen, die unser Wachstum fördern können.

Bedingungslose Liebe macht uns frei, denn sie erlaubt und ermöglicht es uns, unsere positiven Anteile zu erkennen und mit ihnen zu arbeiten. Wenn wir nur unsere negativen Seiten sehen, bekommen wir es manchmal mit der Angst zu tun, so dass wir uns unsere Schwächen nicht erlauben und sie unterdrücken. Damit wollen wir vermeiden, dass andere diese Schwachstellen erkennen, und das gilt besonders für die Menschen, die uns am meisten bedeuten.

Wenn wir wirklich lieben, können wir auch loslassen. Wir können die uns zur Verfügung stehende gemeinsame Zeit genießen, und wenn es an der Zeit ist, weiterzugehen, können wir einander mit den besten Wünschen weiterziehen lassen, ohne dass wir uns vielleicht an einen Zustand klammern, der weder für uns selbst noch für den Anderen weiter hilfreich ist. Das erfordert Mut und es erfordert Ehrlichkeit. ***Wir müssen lernen loszulassen*** (siehe Übung S. 69) und eventuelle Erwartungshaltungen aufgeben. Wir müssen der Realität ins Auge sehen und das Leben so annehmen, wie es sich uns anbietet.

Der Gegenpol von Liebe ist nicht Hass, es ist Angst. Wahre Liebe bedeutet, dass wir frei sind von Bedürftigkeiten und nicht anhaften. Wir sind mit unserem Selbst, mit unserer Seele, verbunden und können mit dem Anderen fühlen, anstatt ihn zu verdammen oder zu kritisieren, wenn er anders ist, als wir es uns vorstellen, und zwar ohne dass wir uns dabei verlieren. Und gleichzeitig ist es so wichtig, dass wir geduldig mit uns bleiben und dass wir es jeden Tag wieder neu üben, aus dem Seelen-Bewusstsein heraus zu handeln, wenn unsere Konditionierungen uns anders handeln lassen, als es unserem Selbst-Bild entspricht.

Abhängigkeit in Beziehungen oder von materiellen Dingen ist ganz oft das Ergebnis von Angst (siehe auch den Exkurs „Die Wurzel der Angst", S. 99). Die Angst davor, uns so zu zeigen, wie wir uns fühlen; Mangel an Mut, um uns mit einer Veränderung zu konfrontieren oder um uns in eine andere Richtung zu bewegen. Angst vor Nähe, Angst vor Zurückweisung oder die Angst, sich den Abstand zu nehmen, den wir brauchen. Wenn wir nicht tief genug für uns selbst denken, werden wir abhängig von der Meinung der Gesellschaft und von der Meinung der Leute, mit denen wir zu tun haben.

Swami Vivekananda spricht in seinem Werk „Vedanta" vom „Dreieck der Göttlichen Liebe". Ich empfinde seine Gedanken als so hilfreich, dass ich Sie Ihnen an dieser Stelle kurz zusammengefasst wiedergebe: 1. Wahre Liebe ist frei von Handel: nicht feilschen, einfach geben um des Gebens willen, ohne etwas (zurück) zu erwarten; 2. Wahre Liebe kennt keine Furcht: Im Antlitz der Liebe gibt es keine Angst vor Strafe oder Zurechtweisung, weil wir im Anderen immer das Beste sehen; 3. Wahre Liebe enthält stets das höchste Ideal: Das bedeutet, dass wir unser eigenes höchstes Ideal auf den Anderen projizieren. Das höchste Ideal eines Menschen wird Gott genannt – die Synthese aller Ideale von Schönheit und Macht gibt uns die Vorstellung von einem liebenden und liebenswerten Gott.

Liebe ist die Kraft, die das Universum zusammenhält. Selbst im schlechtesten Menschen ist Liebe vorhanden: So wie Feuer wärmen oder verbrennen kann, kann ein Mensch die Liebe entweder nur auf sich selbst oder immer mehr auf andere Wesen richten – das ändert nichts an der Kraft und am Wesen der Liebe, selbst wenn sie sich auf ganz unterschiedliche Arten zeigen kann.

Wir müssen so handeln, als ob wir die Verwalter unserer Schicksale und unserer Leben wären und nicht die Eigentümer, und das hat besonders Gültigkeit für die Beziehung zu anderen Menschen. Besitz erzeugt automatisch die Angst vor Verlust. Menschen, die das Gefühl haben, dass ihnen etwas oder jemand „gehört", sind immer vorsichtig, immer auf der Hut. ***Wenn wir uns als Verwalter sehen, gibt uns das das Gefühl, dass wir nichts und niemand besitzen.*** Und es ist eines dieser wunderbaren Paradoxe, dass wir, indem wir alles aufgeben, alles erhalten. Was wir brauchen, wird zu uns finden, denn es ist genug für alle da.

Und wie würden wir uns fühlen, wenn wir uns voll und ganz dem Bewusstsein öffnen, dass die gesamte Existenz uns liebt und wir ganz einfach dankbar zurücklieben …?

Immer wieder gibt es Verletzungen, die mit nicht erfüllten Erwartungen in Beziehungen und oft auch mit dem Thema Sexualität und Nähe verknüpft sind, weil das einer der Bereiche ist, in dem wir uns wirklich tief öffnen und berühren lassen (wenn wir den Mut dazu haben). Als ich darüber nachdachte, drängte sich mir die folgende Meditation ins Bewusstsein.

Liebe braucht nichts, Liebe will nichts, Liebe IST … (Nena)

Intime Nähe ist eine der tiefsten Möglichkeiten, mit denen wir im menschlichen Körper ein uneingeschränktes Gefühl des Angenommenseins erfahren können, in dem wir uns ganz öffnen können und uns so zeigen dürfen, wie wir wirklich sind. Es ist eines der schönsten Geschenke in diesem Universum, wenn wir es erleben dürfen, wie es ist, wenn wir uns in diesem Geöffnetsein in unserer tiefsten Seele erkannt und geliebt fühlen und uns nicht verstecken müssen. Es ist aber auch ein Bereich, in dem bei vielen Menschen alte Verletzungen schlummern und den manche von uns ausklammern, um den einen oder anderen Abgrund in sich selbst nicht anschauen zu müssen, oder ein Bereich, den sie überbetonen, um die eine oder andere Schattierung ihrer Gefühlswelten verdrängen zu können und nicht erleben zu müssen.

Hinweis: Wie auch in einigen anderen der folgenden Meditations-Texte werde ich hier mit der Anrede ins vertraulichere Du wechseln, weil ich die Erfahrung gemacht habe, dass die Meditationen dadurch oft intensiver wirken können, weil eine tiefere Schicht unseres Bewusstseins angesprochen wird.

Praxis
Meditation „Liebe"

Liebe ist eine Himmelsmacht, wie es so schön heißt.

Wahre Liebe bringt immer Heilung und öffnet Dich einer tiefen Begegnung mit Dir selbst. Sie will nichts und sie gibt Dir alles. Intime Nähe und Sexualität ist in ihrer reinsten Form immer schöpferisch – sei es, dass sie einen Körper zeugt, in dem sich eine Seele einnisten kann, oder einen Ausdruck der Freude erzeugt, als eine Kraft, die beide Partner umhüllt und ihnen die Zuversicht gibt, ihren Lebensaufgaben voller Energie zu begegnen.

Erlaube es Dir jetzt, Dich zu erinnern … die Gefühle und Emotionen zu fühlen, die für Dich mit intimer Nähe und Sexualität verbunden sind. Lass vor Deinem geistigen Auge einen Menschen auftauchen, mit dem oder mit der Du diese Gefühle verbindest.

Nimm Dir dafür ein wenig Zeit.

Erlaube es Dir dann, all dies loszulassen, nur für einige Augenblicke.

Stell Dir vor, dass Du an einem wunderschönen Platz bist, an dem Du Dich sehr, sehr wohlfühlst. Das kann ein Platz in der Natur sein oder vielleicht ein anderer Ort, an den Du gute Erinnerungen hast. Lass Dich dort in einem aufrechten Sitz nieder und spüre, wie Dir die Sonne ins Gesicht scheint und Deine Stirn entspannt.

Lass die Strahlen tief ins Innere Deines Kopfes dringen, wo sie sich bündeln und zu einem kleinen, goldenen Lichtfunken verdichten, der aus sich selbst heraus strahlt und leuchtet und in der Mitte Deiner Stirn zwischen den Augen pulsiert wie ein kleiner, sehr hell leuchtender Stern.

Lass Deinen Körper mehr und mehr dahinschmelzen, so dass Du – für diesen Augenblick – zu dem wirst, was Du wirklich bist: ein Wesen aus Licht und Liebe, das aus sich selbst heraus leuchtet. Tritt ein in den Raum der unendlichen Weite und Geborgenheit, der im Zentrum deines Wesens ist.

Fühle, wie Du von der Liebe Gottes durchflutet wirst. Lass Dich treiben in einem rotgoldenen Ozean aus Licht, zusammen mit vielen anderen Seelen-Sternen, die auch aus sich heraus leuchten und alle untereinander und mit Dir verbunden sind. Die Wellen der Liebe und des tiefen Friedens waschen all die alten, die großen und die kleinen Verletzungen aus Deiner Seele fort, die Dir vielleicht manchmal noch zu schaffen machen – wie Salbe, die die Wunden kühlt, die Du Dir im Laufe Deines Lebens vielleicht zugefügt hast.

Erlaube es Dir, für einige Augenblicke nur, das wirklich zu erleben.

Fühle, wie sehr Du geborgen bist in dieser unendlichen Freiheit; getragen von wohlwollender, Dich nährender Liebe, für die Du überhaupt nichts zu tun brauchst, die Du einfach nur deshalb bekommst, weil es Dich so gibt, wie es Dich gibt.

Du bist unendlich geliebt.

Lass Dich so lange von dieser unendlichen, göttlichen Liebe durchfluten, wie Du es möchtest, und wisse, dass sie immer in Dir ist. Du brauchst Dir nur die Zeit zu nehmen, Dich zu erinnern.

Komm jetzt wieder zurück in dein Alltags-Bewusstsein, in dem Du Deinen Atem spürst.
Bewahre das Gefühl in Dir, dass Du geliebt bist, jetzt und immer.

Om Shanti.

Wahrheit

Die Kraft der Wahrheit bringt uns Stärke und verbindet uns mit echter Freiheit. Wenn wir unsere tiefste persönliche Wahrheit durchdringen, indem wir ehrlich mit uns selber sind, werden wir in uns eine Wahrheit entdecken, die tiefer ist, als wir es uns vorstellen können. Das Schöne an dieser Wahrheit ist, dass sie sich niemals verändert, denn sie ist ewiges Sein.

Diese tiefste Wahrheit liegt sowohl hinter den Gegensätzen des Seins als auch hinter den Dingen, mit denen wir uns identifizieren (siehe Kapitel 3). Natürlich freuen wir uns, wenn es das Leben gut mit uns meint, oder vielleicht ärgern wir uns auch, wenn wir glauben, Grund dafür zu haben. Aber wir werden nicht darum herumkommen, uns mit der Vergänglichkeit dessen auseinanderzusetzen, was manchmal so wichtig erscheint. Wenn wir uns, so gut es uns möglich ist, im Einklang mit unserem Gewissen befinden, sind wir in Resonanz mit unserem Lebensplan und leben gemäß unserer wahren Bestimmung. Das macht uns zufrieden, glücklich und frei, weil wir dann „unseren Sinn" und „unsere" Wahrheit gefunden haben, die die Brücke in die tiefere, universelle Wahrheit sein kann.

Erlauben Sie es Ihren Gedanken, zu verblassen, Ihren Gefühlen, sich aufzulösen …, und finden Sie heraus, was übrig bleibt. Es ist das Ich, das sagt: Ich bin, und alles was sich ***in ihm*** bewegt, wird sich verändern und auflösen.

Unsere Lebensumstände, unsere Beziehungen und unsere Schicksale sind im Grunde das Echo unseres Charakters, so dass wir in letzter Konsequenz selbst für sie verantwortlich sind. Eine der sinnvollsten Veränderungen liegt deshalb in der Veränderung unseres Charakters. Faktum ist, dass niemals! andere dafür verantwortlich sind, wenn wir nicht glücklich sind – die Ursache liegt immer in uns selbst. (Damit meine ich nicht, dass Sie in Lebenszusammenhängen verharren sollen, die ungesund sind, oder in Zuständen, die der Veränderung bedürfen. Oder dass Sie nicht einschreiten, wenn Dinge passieren, die der Einschreitung bedürfen. Es geht vielmehr darum, ein gesundes Unterscheidungsvermögen zu kultivieren, wann mutiges Einschreiten oder entspanntes Annehmen einer Lebenslage angesagt ist, und sich gleichzeitig aus den emotionalen Reaktionsweisen zu lösen, mit denen wir uns oft das Leben schwermachen).

Gleichwohl halte ich es für wesentlich, dass wir als einen der ersten Schritte den Mut finden, unsere persönliche Wahrheit mitzuteilen und uns nicht hinter eventuellen mentalen Konstrukten verstecken, etwa um Nähe zu vermeiden oder um uns etwas vorzumachen. Spirituelle Einsichten wollen im Alltag und im liebevollen Miteinander gelebt sein. Dafür brauchen wir Unterscheidungsvermögen und Feingefühl, damit wir die Balance von „ahimsa“ und „satyam“ finden – also niemanden verletzen und dabei auch ehrlich und wahrhaftig unseren innersten Empfindungen gegenüber bleiben. Dabei ist es völlig unerheblich, wie viel Wissen wir schon angesammelt haben. Wenn wir nicht ehrlich mit uns selber sind, stehen wir der einfachen Erkenntnis im Weg, dass wir in uns selbst hineinhören müssen, um herauszufinden, was wir möglicherweise ändern müssen.

Ehrlichkeit kann uns ins Zentrum der Wahrheit bringen und bedeutet, dass wir die Wahrheit im täglichen Leben (er)leben. Wenn wir uns selbst gegenüber nicht ehrlich sind, machen wir uns Illusionen. Und je mehr Illusionen wir haben, umso schwächer werden wir. Wenn wir anderen (nahestehenden Menschen, die uns wichtig sind) gegenüber unsere innerste Wahrheit verschleiern, sind wir in der Regel nicht mehr ganz ehrlich zu uns selbst, zum Beispiel, weil wir Angst davor haben, etwas zu verlieren oder zu verändern, oder ganz einfach aus Bequemlichkeit.

„In Wahrheit leben" ist aber nicht immer unmittelbar bequem oder angenehm. Es bedeutet, dass wir uns nicht verstecken müssen, und oft auch, dass wir die Annahme loslassen müssen, dass wir uns vor irgendjemanden oder irgendetwas schützen müssen. Wir Menschen tendieren dazu, Dinge zu beschönigen, wenn es uns zu unbequem wird, die Wahrheit zu sagen. Die eigentliche Wahrheit ist jedoch, dass wir nichts zu verlieren haben, weil uns ja ohnehin nichts gehört. Wir täten gut daran, wenn wir Gott immer ähnlicher werden.

Ehrlichkeit lässt uns realistisch einschätzen, was wir erreichen können. Dabei ist es hilfreich, wenn wir einfach unser Bestes geben, so wie es unserem Verständnis und unseren Fähigkeiten entspricht. Die Ehrlichkeit, dem tief in sich erkannten Weg zu folgen, verbindet mit dem innersten Kern der Wahrheit. Wenn wir dann dazu bereit sind, uns immer tiefer mit dem Göttlichen Prinzip zu vermählen, werden sich nach und nach die Wertigkeiten und Prioritäten unseres Lebens verändern.

„In Wahrheit leben" bedeutet, dass wir uns für alle Lektionen öffnen, die das Leben für uns bereithält. Denn ganz gleich, wie viel wir schon gelesen oder getan haben, ganz gleich, wie viel wir wissen oder glauben verstanden haben, es gibt immer wieder die Möglichkeit, weiter dazuzulernen, die Möglichkeit, dass wir uns dem Anfänger-Geist öffnen, in jeder Situation, die das Leben für uns als Lern- und Wachstumschance bereithält.

Die Folge ist Demut und Dankbarkeit für das Leben.

Demut – ein Weg in die Wahrheit

Demut bedeutet, dass wir uns dem Lernen öffnen, das das Leben mit sich bringt, dass wir bereit sind, das Leben zu empfangen, auch dann, wenn es anders zu uns kommt, als wir es uns gewünscht haben.

Demut bewahrt uns davor, in den Abgrund zwischen Arroganz und Selbstzufriedenheit zu fallen, und lässt uns offen und wach bleiben für alle Möglichkeiten, die uns die Erfahrungs-Pallette des Lebens anbieten kann – über die Möglichkeit, getäuscht zu werden und wahre Desaster zu erleben, bis hin zu der Möglichkeit, die ausgefallensten und überraschendsten Wunder und Wendungen zu feiern, die uns das Leben anbietet.

Demut führt zu Innenschau, die uns Selbsterkenntnis bringt. Wir beginnen, uns die Blockaden und Emotionen anzusehen, die uns einschränken. Um diese Muster zu durchbrechen, müssen wir lernen, uns (und anderen) nichts vorzumachen. Je tiefer wir uns selbst erkennen, umso mehr wächst auch unsere Selbstachtung. Diese Selbstachtung erzeugt auf ganz natürliche Weise einen Sinn für unsere Identität.

Mit dieser inneren Stabilität haben wir keine Angst, wenn sich etwas in unserem Leben verändert. Es gibt immer weniger den Wunsch, zu besitzen oder anzuhäufen. Indem wir in diese innere Freiheit hineinwachsen, lässt der Wunsch, Menschen oder Situationen unter Kontrolle zu halten, nach. Wir wissen, dass die richtigen Dinge auf die richtige Art und Weise zur rechten Zeit geschehen.

Niemand und nichts kann somit eine Bedrohung für uns sein.

Wir sind frei.

Und gleichzeitig ist die tiefste Wahrheit noch so viel mehr als Ehrlichkeit und Demut, denn sie liegt jenseits bzw. innerhalb derselben. Sie ist die Bewusstheit darüber, wer ich wirklich bin. Wir sind so daran gewöhnt, uns Wissen anzueignen, das wir besitzen möchten. Doch die tiefste Wahrheit können wir nicht besitzen. Es ist jedoch möglich, dass sie von uns Besitz ergreift, so dass sie zur Basis wird, von der aus sich unser Lebensfilm gestaltet, von der aus wir unseren innersten Werten gemäß leben.

Praxis
Meditation „Wahrheit“

Nimm Dich an der Hand …

Lass eine Situation in Deiner Erinnerung aufsteigen, in der Du Dich nicht ganz so verhalten hast, wie Du es eigentlich von Dir erwarten würdest, in der Du mit Dir unzufrieden warst. Erlaube es Dir, nur für einige Augenblicke, Dich daran zu „er-innern“, mit all den Gefühlen, die Du dabei erlebt hast.

Wo im Körper spürst Du dieses Gefühl …? Wie fühlt es sich an? Hat es eine Farbe oder Konsistenz? Nimm es einfach wahr … und erlaube es Dir nach einer Weile, diese Wahrnehmung loszulassen, indem Du Dich entspannst, und spüre die damit verbundene Erleichterung.

Öffne Dich noch tiefer, und erlaube es Deinem Wesen, noch intensiver in die Entspannung und in einen losgelösten Zustand zu gleiten.

Gehe in Deiner Erinnerung an einen schönen Platz in der Natur, den Du wirklich kennst und an dem Du Dich sehr, sehr wohlgefühlt hast. Es kann auch ein Ort in Deiner Phantasie sein. Wichtig ist dabei nur, dass Du Dich wirklich wohlfühlst dort, geborgen und sicher und dadurch sehr, sehr frei … Versetz Dich in die Tageszeit des Sonnenuntergangs. Spüre, wie das warme Licht die Poren Deiner Haut berührt und bis ins Innerste Deines Körpers und bis ins Innerste Deines Wesens dringt und Dich wärmt, während es gleichzeitig alle Unreinheiten in Dir auflöst, die Dich davon abhalten, Dich mit Deiner tiefsten Wahrheit zu verbinden.

Lass Deinen Körper jetzt langsam schmelzen, so dass nur noch DU – ein Wesen voller Licht und Wahrheit – übrigbleibt. Erlaub es Dir einfach für einige Augenblicke, Dich fallen zu lassen. Du spürst, wie Du ins Unendliche fällst, und mühelos, schwerelos schwebend BIST DU in einem Raum unendlicher Weite, dunkel … Du siehst nichts, doch du weißt, dass Du bist.

(Pause)

… Und dann siehst Du: Weit unter Dir bewegt sich eine wunderschöne, blaue Kugel, die sich um sich selbst dreht. Und indem Du ganz genau hinsiehst, kannst Du den Planeten Erde erkennen, mit vielen, vielen Menschen, die wie Ameisen geschäftig hin- und herlaufen …, und indem Du noch genauer hinsiehst, erkennst Du, dass Du auch selbst mit dabei bist, weil auch Du eine Rolle spielst in diesem Spiel, auf dieser Bühne Deines Lebens, die Du gerne als „mein Leben“ bezeichnest. Deine Arbeit, Deine familiären Bindungen und Freundschaften, alles dies ist ein Teil dieses Spiels … Und während Du Dir zusiehst, wie Du dieses Spiel nach bestem Wissen und Gewissen spielst, weißt Du gleichzeitig, dass es nur eine Bühne ist, auf der Du Dich für ein paar Erdenjahre aufhalten darfst. Du erkennst, dass Du in Wahrheit frei bist …, dass du eine Seele bist, die in ihrem Innersten weit und frei ist und dabei sehr still … in einem Ozean unendlicher Freiheit … und dabei sehr geborgen.

Erlaube es Dir, dies tatsächlich von innen heraus zu erleben, damit sich die Erinnerung in Dir verankern kann.

Vielleicht taucht dabei auch eine Empfindung oder ein Gedanke auf, was für Dein „Lebens-Spiel“ wirklich wichtig sein könnte und was Dich näher zu Deiner innersten, persönlichen Wahrheit bringt. Wenn das so ist, nimm diesen Gedanken mit in Dein Leben. Wenn für den Augenblick nichts weiter geschieht, erlaube es Dir, auch das zu fühlen, und … öffne Dich einfach dem Zustand des Nichtwissens – und auch das ist völlig in Ordnung. Und auch wenn Dir dieser Gedanke im Augenblick vielleicht sehr bedeutungsvoll vorkommt, ist er doch nicht wirklich von

Bedeutung; denn hinter Deiner tiefsten persönlichen Wahrheit wartet die Erkenntnis, dass es eine noch tiefere Wahrheit gibt, und diese Wahrheit ist, dass Du völlig frei bist, von allem, was dieses Spiel ausmacht.

Lass dieses Wissen Dein Wesen durchdringen, damit Du Dich immer wieder daran erinnern kannst, wenn Du wieder einmal dabei bist, Dich zu sehr mit dem Spiel Deines Lebens zu identifizieren … Öffne jetzt langsam die Augen. Nimm das Bewusstsein mit, dass Du ein freies Wesen bist, eine Sonne voller Licht und Wahrheit, mit allen verbunden, unendlich geliebt und frei von Angst, in einem Raum unendlicher Kraft und Liebe, die Dich durchströmt und die Du BIST …

Verbinde Dich mit Deinem Körper. Spüre Deine Finger und Deine Zehen und nimm den Atem wahr. Nimm die Erinnerung an das, was Du gerade erlebt hast, mit in Dein Leben, so dass Du Dich binnen weniger Augenblicke immer wieder bewusst zurückerinnern kannst.

In Verbundenheit.

Om Shanti.

Reinheit

Reinheit ist das Auge, das uns ins Zentrum unserer innersten Wahrheit führt.

Sie beginnt mit der inneren und äußeren Pflege des Körpers und setzt sich fort in die Hygiene der Gedanken, die wiederum unser emotionales Empfinden prägen. Immer, wenn sich negative Gedanken einnisten, entfernen wir uns von unserem ursprünglichen Seelenzustand. Das ist zum Beispiel der Fall, wenn wir nicht ehrlich mit uns selber sind oder wenn wir faul oder nachlässig werden.

Am besten beginnen wir den Tag damit, dass wir unsere Denkmuster und Glaubenssätze durchleuchten. Wir könnten uns zum Beispiel fragen, wie wir uns unser Leben wünschen, damit wir rundum glücklich und zufrieden sind. Erlauben wir es uns einfach, dass wir uns so fühlen, als ob das Gewünschte schon längst ein Teil unseres Leben wäre …!

Gönnen wir uns immer wieder von neuem ein Zeitfenster, in/dem wir uns hinsetzen und uns selber genau anschauen, damit wir unsaubere Gedanken und die daraus resultierenden Negativ-Gefühle von Trauer, Wut und dergleichen bereits im Keim erkennen und somit umwandeln können. Dadurch können sich unsere oft an Vergangenheitserlebnisse gekoppelten Emotionen in reine Gefühle transformieren (mehr dazu auch im dritten Teil). Wir befreien uns dadurch immer wieder mehr aus Angst und aus Abhängigkeiten, mit denen wir uns manchmal bewusst oder unbewusst einschränken. Dieser Prozess ist vielleicht nicht immer angenehm, aber das Resultat ist sinnvoll und lohnenswert.

Doch wodurch entsteht Angst? Warum begeben wir uns in Abhängigkeiten?

Exkurs:
Die Wurzel der Angst

Angst resultiert oft aus mangelndem Verständnis, wenn wir nicht das gesamte Bild wahrnehmen können. Sie kann auch das Ergebnis von Abhängigkeit sein oder aus der Befürchtung resultieren, dass wir das verlieren, was wir am meisten lieben – wobei genau das früher oder später der Fall sein wird. Ich glaube, dass es hilfreich ist, wenn wir lernen loszulassen, solange wir in diesem Körper sind. Dann sind wir offen für das, was uns das Leben an Menschen, Beziehungen und Erfahrungen anbietet.

Abhängigkeit erzeugt selten gute Beziehungen, weil sie Bindung auf der Basis persönlicher Schwächen erzeugt. So schön es vielleicht auch wäre – Wenn wir glauben, dass wir die Erfüllung durch ein anderes menschliches Wesen erhalten können, sind wir leider im Irrtum. Verstehen Sie mich nicht falsch – es gibt wunderbare Beziehungen, in der sich beide Partner dem Erwachen verpflichtet haben. Es ist eine tiefe Freude, in der Gesellschaft solcher Menschen zu sein. Doch eine auf Abhängigkeit beruhende Beziehung hat keinen Wahrheitsgehalt, und deshalb entwickeln sich über kurz oder lang meistens Angst und Unzufriedenheit. Wir entwickeln die Tendenz, überzureagieren, oder steigern uns in Phantasien hinein … kleinere Meinungsverschiedenheiten können überdimensionale Ausmaße annehmen. Je mehr wir an einem bestimmten Denkmuster, an einer bestimmten Rolle oder Routine festhalten, umso tiefer geht die Angst vor Verlust, und das Gefühl von Enge entsteht.

Angst kann aber auch Motivation und Wegweiser sein, wie wir uns weiterentwickeln können. Deshalb finde ich es so wichtig, dass wir JA sagen zu ihr und sie umarmen, dass wir das tun, was uns glücklich macht, auch wenn uns dabei vielleicht manchmal etwas mulmig wird. Ich denke mir manchmal, dass sich eine Raupe so ähnlich fühlen könnte, kurz bevor sie als Schmetterling in die Lüfte fliegt. Wir können unsere Angst überwinden und in die Freiheit fliegen.

Die Realität des Lebens besteht darin, dass sich alles, was sich außerhalb von uns selbst befindet, jederzeit auflösen kann. Und was machen wir dann? Wo ist dann der Anker für unser Wohlbefinden? Wenn wir nicht in unserem Inneren verankert sind, wird unvermeidlich Leid die Folge sein.

Die Reinheit unserer Seele erfordert es, dass wir ehrlich mit uns selber sind. Dann werden wir in uns auch die Bereitschaft entdecken, dass wir uns verändern, weil wir erkennen, dass unsere Sicherheit nicht aus Konditionierungen oder gesellschaftlichem Status entsteht, sondern ganz tief von innen heraus, und dadurch öffnen wir uns immer wieder neu. Wir ***wissen,*** dass wir nicht/s und niemand verlieren können; wir können immer nur weiter dazulernen. Reinheit verbindet uns mit Kraft und Stärke, die wir dazu brauchen, und mit der Fähigkeit, unsere Gedanken zu Handlungen werden zu lassen. Dabei sind wir nicht grob oder dominant, sondern sanft und bestimmt, weil wir die Gefühle der anderen achten.

Praxis
Meditation „Reinheit“

Erlaube es Dir – nur für einen kurzen Augenblick – ein Gefühl der Unzufriedenheit, Wut oder Trauer in Dir zuzulassen, vielleicht indem Du Dich an eine Situation erinnerst, die nicht ganz so war, wie Du sie Dir gewünscht hast, in der Du enttäuscht worden bist oder in der Du andere enttäuscht hast – eine Situation also, die nicht ganz vollkommen war. Erlaube es Dir, für einen kleinen Augenblick diese Situation und das dazugehörige Gefühl zu erleben … Lass Dir dafür ausreichend Zeit.

Und jetzt … lass all diese und alle anderen Gedanken los, damit Du tiefer gehen kannst.

Stell Dir vor, wie Du in der Sonne sitzt, vielleicht bist Du auf einem Berg und unter Dir liegt das Meer. Vielleicht möchtest Du Dir auch einen anderen Ort aussuchen, der für Dich eine reine, friedvolle Atmosphäre verkörpert. Spür Deine Hände und die Füße, Deinen Rücken, der sehr gerade ist, damit der Atem frei fließen kann. Die Sonne scheint Dir ins Gesicht und dringt tief ins Innere Deines Kopfes – ein Sog aus rotgoldenem Licht, der Dich tiefer und tiefer nach innen zieht, bis Du ganz in der Mitte Deines Wesens angekommen bist, in einem wunderschönen Raum aus klarer Stille und einer lebendigen Reinheit, die Dich völlig ausfüllt. Von hier aus kannst Du zurückblicken auf all die schönen Dinge, die Du erlebt hast, und auch auf all die Dinge, mit denen Du Dich vielleicht weniger wohlgefühlt hast.

Spür jetzt, wie Du noch tiefer nach innen gezogen wirst, zu einer Präsenz aus unendlicher Liebe und Wohlwollen. Erlaube es Dir, dies wirklich zu spüren. Lass Dich von dieser warmen Liebe umarmen und koste dieses Gefühl aus, solange Du es möchtest.

Du kannst jetzt darum bitten, dass sich die letzten Spuren der Unreinheit, die sich noch in Deiner Seele befinden, auflösen.

Durch diese Bitte wird der Sog in die unendliche Liebe Gottes hinein noch tiefer, und Du erkennst, wie Dein Herz diese Liebe in tiefster Aufrichtigkeit erwidert. Die Anziehung und Deine Liebe werden so tief, dass Dir alle Worte fehlen ... Die Liebe wird zu einem reinigenden Feuer, das alles aus Dir herauszieht, was Dich daran hindert, in voller Reinheit und in Harmonie mit Dir und Deinem Leben zu sein und Deinem höchsten Potential entsprechend zu leben. Vielleicht fühlst Du dich dabei ein wenig unsicher, weil sich Deine Form verändert, wenn sich alte Strukturen auflösen, und weil oft noch keine neuen Formen sichtbar sind in dieser Zeit des Übergangs.

Lass alle Ängste los und begib Dich voller Vertrauen in Gottes Hand. Überlasse Dich voller Hingabe diesem alchimistischen Feuer. Es wird all das aus Deiner Seele tilgen, was Dich daran hindert, Deiner wahren Bestimmung zu folgen. Vielleicht kannst Du sehen, wie sich Schatten der Vergangenheit, Kummer, Schmerz, Teile Deines Denkens, mit denen Du Dir manchmal im Weg gestanden bist, in diesem Prozess der Reinigung auflösen und wie dadurch die ursprüngliche Schönheit und die Reinheit Deiner Seele wiederhergestellt wird.

Was bleibt, ist ein wunderschöner, lupenreiner Diamant, und DAS BIST DU.

Lass dieses reine Strahlen sich in Dir ausweiten und genieße das Gefühl unendlicher Reinheit und Schönheit, in dem Du erstrahlst und Du in Wirklichkeit bist. Erlaube es Dir voll und ganz, Dich als wunderschön und rein, als ein Wesen aus Licht und Liebe zu empfinden.

Bleibe so lange in diesem Zustand, wie Du es gerne möchtest.

Komm jetzt wieder zurück in Deinen Körper, in dem Du Deinen Atem spürst.

Nimm die Erinnerung mit, dass Du ein Wesen von unvergleichlicher Anmut und Schönheit bist. Öffne Dich auch im Alltag immer wieder den Räumen Deiner Erinnerung und verzeih es Dir, wenn Du einmal aus dem Zustand der Reinheit herausfällst. Nimm es einfach als Einladung, Dich wieder neu zu erinnern, dass Du ein freies, unendlich schönes Wesen bist.

Du bist unendlich geliebt, jetzt und für immer.

Om Shanti

Frieden

Unmittelbare Selbsterkenntnis liegt hinter den Gegensätzen des Seins.

Gleichwohl verspüren wohl die meisten Menschen tief in sich den Wunsch, liebevoll, gütig und tugendhaft zu sein. Und das ist auch hilfreich, weil auf dieser Basis das Miteinander der menschlichen Rasse lebenswert wird. Außerdem ist jede Tugend in sich selbst notwendig und hat ihren Wert. Aber es braucht auch einen bestimmten Grad des Nichtverhaftetseins, wenn wir unser Gleichgewicht bewahren wollen. Denn wir sind verhaftet, wenn wir damit beginnen, etwas zu sehr zu wollen …, und das kann sogar etwas eigentlich Gutes und Sinnvolles zerstören oder sogar ins Gegenteil verkehren.

Harmonie und Frieden finden wir, wenn es uns gelingt, unser inneres Gleichgewicht zu finden. Unser Leben gewinnt an Ausrichtung, wir bleiben gut in der Realität verankert, wenn wir lernen, Extreme zu vermeiden. Extreme dünnen uns aus, und sie trennen uns von dem, was uns verbindet. Das Extrem einer an sich lobenswerten Eigenschaft kann diese sogar in ihr Gegenteil verkehren. In der Ausgewogenheit liegt Versöhnung, sogar in den Dingen, die scheinbare Gegensätze sind.

In diesem Zusammenhang möchte ich mit Ihnen die 12 Zwillings-Paare betrachten, die Frau Haich in ihrem wunderbaren Buch „Einweihung" näher erläutert. * Dabei handelt es sich um charakterliche Eigenschaften, die scheinbar einander gegengesetzt sind und die sich, in der Tiefe betrachtet, einander bedingen und ohne einander nicht sein können – so wie die scheinbaren Polaritäten von Tag und Nacht, von Gut und Böse, von Mann und Frau, von Leben und Tod.

Ich empfinde es als einen wunderbaren Weg der Meditation, wenn wir es uns erlauben, diese Zwillings-Eigenschaften in uns zu spüren und zu erleben, ein Weg der Kontemplation, der uns immer näher an unseren nichtdualen Wesenskern heranbringt.

Diese 12 Zwillings-Eigenschaften sind:

Schweigen	Reden
Empfänglichkeit	Unbeeinflussbarkeit
Gehorchen	Herrschen
Demut	Selbstvertrauen
Blitzesschnelle	Besonnenheit
Alles annehmen	Unterscheidungsvermögen
Vorsicht	Mut
Nichts besitzen	Über alles verfügen
An nichts gebunden sein	Treue
Sich zeigen	Unbemerkt bleiben
Todesverachtung	Lebensschätzung
Gleichgültigkeit	Liebe

** In diesem Buch werden anhand einer mystischen Schulung im alten Ägypten, die auf die „Einweihung" vorbereiten soll, universelle Prinzipien in Romanform erläutert und mit dem Leben der Romanfigur in der Jetzt-Zeit verknüpft. Dabei finde ich es völlig nebensächlich, ob der Text Fiktion oder Wirklichkeit ist, wenn das Bewusstsein durch die Lektüre erweitert wird.*

Die auf die Einweihung vorzubereitende Tochter des Pharaos stellte fest, dass sie in der Kontemplation über das Schweigen herausgefunden hat, dass sie das Schweigen nicht von der Rede trennen kann, dass es zwei Seiten derselben Münze sind. ***Es geht darum, die richtige Eigenschaft am richtigen Ort zur richtigen Zeit zu gebrauchen. Wird sie zur falschen Zeit am falschen Ort gebraucht, verkehrt sie sich in ihr Gegenteil. Denn Gott schafft nur Gutes, Schönes und Wahres. Es gibt keine schlechten Eigenschaften und Kräfte, sondern nur schlecht angewen-***

dete Eigenschaften und schlecht angewendete Kräfte! Wenn man z. B. schweigt, wenn man einen Menschen durch ein Wort vor großer Gefahr retten könnte, wird aus dem edlen Schweigen ein feiges Verschweigen, und umgekehrt wird aus göttlicher Rede ein gehaltloses Geschwätz, wenn es zur falschen Zeit am unrichtigen Ort erfolgt.

Ich werde jetzt einige der Zwillings-Eigenschaften für Sie kontemplieren, so wie ich sie eben jetzt (in meinem derzeitigen Erkenntnisstand) verstehe und begreife. Wichtiger erscheint mir jedoch, dass Sie sich selbst die Zeit nehmen, über diese Eigenschaften nachzusinnen, und noch wichtiger, dass Sie sie in Ihr alltägliches Leben einbinden – immer wieder einmal, dann, wenn es Ihnen in den Sinn kommt.

Empfänglichkeit ist göttlich, wenn sie offen ist für das Schöne, Wahre und Gute, wenn wir den Funken des Göttlichen in allem erkennen können, was uns begegnet. Wenn wir aber schwach und charakterlos dahintreiben und uns ohne Unterscheidungsvermögen allem ausliefern, was uns begegnet, wird Empfänglichkeit zur willensschwachen Beeinflussbarkeit. Unbeeinflussbarkeit bedeutet, dass wir uns gegen niedere Einflüsse gut abgrenzen können. Wenn wir uns aber gegen den göttlichen Willen und den Fluss des Lebens verhärten und uns ausgrenzen, entsteht starre Isoliertheit.

Es ist so wichtig, dass wir lernen, gehorsam zu sein, indem wir zu unseren innersten Überzeugungen stehen und nicht ausweichen, wenn es unbequem wird. Frau Haich würde es vermutlich so ausdrücken: „Absoluter Gehorsam gegenüber dem Willen Gottes ist Pflicht für jeden, der ins Licht will.“ Wie erkenne ich Gottes Willen …? Indem ich mein Gewissen überprüfe und feststelle, ob ich der Stimme meines Herzens gemäß lebe. Gehorsam aus Angst oder Gefälligkeit, Gehorsam, der nicht mit den tiefsten inneren Werten und dem eigenen Gewissen in Resonanz ist, wird zu Bestechlichkeit.

Herrschen bedeutet, dass wir anderen etwas von unserem Willen abgeben. Wir helfen ihnen, wenn es gewünscht wird. Dabei müssen wir aber die individuellen Grenzen der anderen respektieren und ihr Recht auf Selbstbestimmung achten, und wir dürfen dieses Recht auf keinen Fall verletzen, weil wir dadurch zum Tyrannen würden.

Je nachdem, was unsere Aufgabe ist, müssen wir uns die Kunst aneignen, die eigene Person wie ein Instrument vor der Öffentlichkeit zu gebrauchen. Dabei dürfen wir nie vergessen, dass nicht unsere Persönlichkeit es ist, die begeistert, sondern Gott, der sich durch uns offenbaren kann. Und wenn wir dabei nicht eitel werden, stört es uns auch nicht, wenn wir ein andermal völlig unbemerkt und unbedeutend bleiben müssen, weil wir andere Aufgaben zu erfüllen haben. Dabei wissen wir gleichwohl um unseren Wert und tragen die Würde unseres Menschseins in unserem Herzen.

Wir müssen erkennen, dass es keinen Tod gibt. Wenn der Körper verbraucht ist, streift das Selbst ihn ab. Das Selbst ist unvergänglich. Todesverachtung darf aber nie dazu führen, dass wir das Leben geringschätzen. Wir müssen das Leben und unseren Körper schätzen und mit Freude leben, ohne dass die Freude zum Selbstzweck wird.

Demut können wir empfinden für das Göttliche, für das Hohe Selbst, das uns belebt. Wir müssen den Göttlichen Willen erkennen und uns ihm demütig hingeben. Nie aber darf das dazu führen, dass wir uns demütigen, indem wir vor irdischen Formen auf die Knie fallen; dadurch würden wir die dem Leben innewohnende Göttlichkeit verletzen.

Selbstvertrauen und Gottvertrauen sind für jeden schöpferischen Prozess wertvoll, weil es die Erfahrung ermöglicht, dass wir mit Gott verbunden sind. Wir können uns nicht oft genug daran erinnern, dass wir nur zu Besuch auf dem Planeten Erde sind und die Dinge und Menschen, die uns umgeben, nur gepachtet sind. Wenn wir denken, dass wir aus eigener Kraft leben und arbeiten, besteht die Gefahr, dass wir überheblich werden oder sogar arrogant. Das darf aber nicht dazu führen, dass wir faul und nachlässig werden und Däumchen drehend darauf warten, dass Gott die Dinge für uns erledigt, an denen wir eigentlich lernen und mit denen wir wachsen sollten.

Indem wir immer tiefer in unser inneres Gleichgewicht hineinwachsen, wird unser Leben glücklich und zufrieden. Wir entwickeln die Fähigkeit, zu unterscheiden, was für uns richtig oder falsch ist. Dieses Unterscheidungsvermögen entsteht aus Weisheit und aus persönlicher Erfahrung, und dadurch wächst das richtige Verständnis zur rechten Zeit. Dann hören wir wieder die Stimme unserer inneren Weisheit, die uns dorthin führt, wo es für uns richtig ist.

Spirituell bewusste Menschen verstehen, dass all die Milliarden von Verbindungen, die wie unsichtbare Fäden alles im Universum verknüpfen, unabdingbar und notwendig sind. Es sind all diese unsichtbar verwebten Fäden, die das Gewebe bilden, durch das wir untrennbar miteinander verbunden sind. Unsere Ausgewogenheit hält diese wundersamen Fäden in Harmonie und Frieden. Der Maßstab für die praktische Intelligenz und Weisheit eines Menschen findet sich oft darin, dass er fähig ist, sein inneres Gleichgewicht zu bewahren. Dadurch entstehen Harmonie und Ordnung und Frieden in uns selbst.

Wahrer Friede beginnt immer in uns selbst.

Und doch passiert es uns immer wieder, dass wir uns in den Spiegelungen der Außenwelt verlieren und uns alles andere als friedvoll fühlen. Meistens geschieht das dann, wenn wir nicht einverstanden sind mit dem, was das Leben uns anbietet, und wir damit beginnen, uns an unseren eigenen Widerständen innerlich (und manchmal auch äußerlich) aufzureiben, und uns dadurch selber wehzutun. Natürlich gibt es Zeiten, die nicht leicht sind. Ich spreche nicht davon, dass wir mit einem permanenten Dauerlächeln durch die Welt laufen, wenn wir uns wütend oder traurig fühlen, vielleicht, weil wir einen Menschen verloren haben, den wir sehr geliebt haben, oder aus welchem Grund auch immer. Ich spreche davon, dass wir uns dann diesem Gefühl öffnen und es ganz tief erfahren, dass wir einfach JA sagen, auch zu einem gebrochenen Herzen, dass wir Ja sagen zu allem, was das Leben uns bringt. Denn genau dadurch entsteht ein Prozess der Transformation, der uns Frieden bringt und durch den wir vielleicht früher oder später erkennen, dass Glück und Leid nicht gut oder schlecht bedeuten – weil wir so viel mehr sind, als wir zu sein glauben.

Lassen wir uns einfach darauf ein, uns an das zu erinnern, was wir ***in uns*** haben. Oft ist es der Ruf einer inneren Sehnsucht, die uns zum innersten Frieden führt. Ich gehe davon aus, dass wir dieses Gefühl schon einmal erlebt haben, denn wie sonst könnten wir die Sehnsucht danach verspüren …?

Unsere Seele sehnt sich nach diesem ursprünglichen Frieden und dem Gefühl des Zuhauseseins, sie will das erleben, was sie bereits seit Ewigkeiten kennt und in sich trägt.

Praxis
Meditation „Friede“

Und jetzt ... für einige Augenblicke nur, erlaube es Dir, Dich zu erinnern.

Schließe Deine Augen und stell Dir vor, dass Du an einem wunderschönen Ort in der Natur bist, der eine sehr friedliche Atmosphäre ausstrahlt. Vielleicht ist das ein Platz am Meer, den Du wirklich kennst, vielleicht ist es auch ein Ort in Deiner Phantasie. Vielleicht ist die Erinnerung auch an einen Menschen gekoppelt, mit dem Du Dich ganz besonders wohlgefühlt hast und wo Du das Gefühl hattest: Alles ist gut, genau so, wie es ist, ich bin, mit all meinen Fehlern und Schwächen, genau so richtig, wie ich eben bin, und es gibt nichts, was ich tun oder verändern muss.

Erlaube es Dir, dieses Gefühl zu erleben, und koste es für einige Augenblicke aus, in dem Wissen, dass es vielleicht durch jemanden in Dir ausgelöst wurde, was aber nur deshalb möglich ist, weil Du diese Erfahrung schon einmal gemacht hast und weil sie ein Teil Deines Wesens ist.

Spüre jetzt, wie Dein Körper schmilzt, so dass nur noch dieses Gefühl des Friedens übrig bleibt. Öffne Deine Augen und halte Deinen Blick an einem schönen Bild oder einer Blume oder etwas anderem fest, während Du Deine Konzentration im Inneren bewahrst. Spüre, wie sich Deine Stirn entspannt und wie sich das Gefühl des Friedens hinter Deiner Stirn verdichtet und wie dieser Friede aus Deinen Augen nach außen strahlt.

Du bist eine Seele, die in einem Körper wohnt.

Das gibt Dir die Kraft, dass Du Dich völlig den Strömungen Deines Lebens anvertrauen kannst – all die reichen Erfahrungen, die hinter Dir liegen, und all das Schöne, was noch vor Dir liegt. Du weißt einfach, dass Du Dich völlig dem Fluss des Lebens überlassen kannst. Keine Sorgen, keine Nöte, keine Angst. Wenn Du zurücksiehst, kannst Du aus Deinen Fehlern lernen, und wenn Du nach vorne blickst, kannst Du in völliger Freiheit Deinen Weg wählen.

Überlasse das Schiff Deines Lebens einfach völlig der Führung Gottes – oder nenne Ihn/Sie wie immer Du Sie/Ihn bezeichnen willst. Aber öffne Dich dem Gefühl – und das ist wesentlich – dass Du Dir weder jetzt noch in Zukunft Sorgen machen musst, weil Du, bereits jetzt, in diesem Augenblick, immer und überall zu Hause bist – zur richtigen Zeit, am richtigen Ort.

Überlasse Dich diesem Gefühl, solange Du es möchtest.

Verbinde Dich dann mit Deinem Körper, in dem Du Deinen Atem spürst.

Bewahre das Wissen in Dir, dass Du eine freie Seele bist, die unendlichen Frieden in sich trägt und die nur für ein paar kurze Erdenjahre hier auf diesem Planeten in diesem Körper zuhause ist.

Om Shanti. Dieser Gruß ist ein Mantra und bedeutet, dass Du in Wirklichkeit hinter Deinen üblichen Identifikationen, Gedanken und Gefühlen eine friedvolle Seele bist, die sich hier auf dem Planeten Erde inkarniert hat. Nimm Dir hin und wieder Zeit, Dich mit einem kurzen Om Shanti inmitten Deines Alltagflusses, z. B einmal pro Stunde oder immer, wenn das Telefon klingelt, an Deine wahre Natur zurückzuerinnern …!

Nimm es als Abkürzung, damit Dich die Erinnerung erst gar nicht verlässt …!

Freude

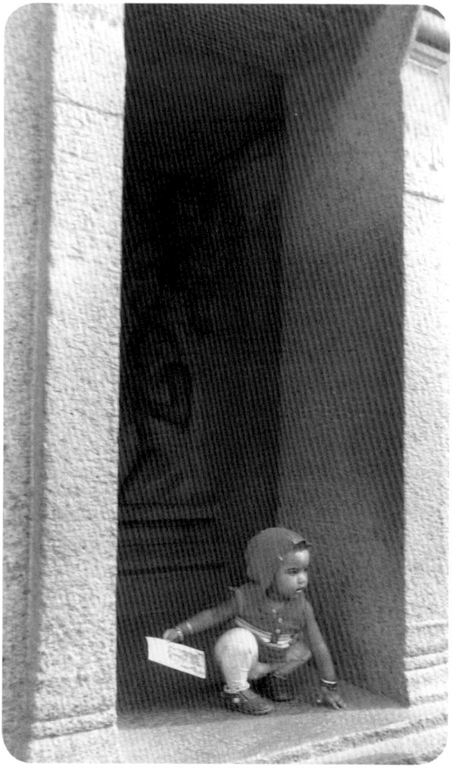

„Als Kind wollte ich Kutscher werden.
Herumfahren erschien mir als das höchste Glück.
Heute denke ich nicht mehr so.
An welche Freude
wollen Sie sich klammern?
Diesen einen Punkt
müssen wir alle zu verstehen versuchen, und
von allem Aberglauben wird dieser uns
als Letztes verlassen.“
(Swami Vivekananda, Vedanta, S. 220)

Nun … manchmal gibt es Tage, an denen uns unser Verstand sagt, dass es wirklich keinen Grund gibt, glücklich zu sein. An solchen Tagen möchte ich Sie bitten, einen Augenblick innezuhalten und sich an das zu erinnern, was stimmig ist in Ihrem Leben: Die Chancen stehen gut, dass Ihr Körper gesund ist und dass Sie nicht in einem Krisengebiet leben, wo Sie jeden Tag von Neuem um Ihr Überleben kämpfen müssen. Wenn Sie diese Zeilen lesen, leben Sie wahrscheinlich in einem Teil der Welt, in dem gut für Ihre Grundbedürfnisse und vieles mehr gesorgt ist. Es ist nicht auszuschließen, dass ein Teil Ihrer Probleme „Luxus-Probleme“ sind.

Atmen Sie jetzt einfach einmal tief durch, gönnen Sie sich einen kurzen Augenblick – Erlauben Sie sich, die Dankbarkeit in sich zu spüren, und lassen Sie dieses Gefühl sich in Ihnen ausbreiten.

Die Freude, von der ich spreche, hat nichts damit zu tun dass unser Leben frei bleibt von Leid, Krankheit, Kummer und Not. Natürlich wird es Trennungen geben und wir werden lernen müssen, loszulassen. Ich spreche vom Bewusstsein unseres ursprünglichen Wesens: das Bewusstsein, in dem unsere Gedanken, Gefühle und Emotionen auftauchen und auch wieder vergehen. Dieses Bewusstsein ist ein Zustand von Wonne und einer inneren Glückseligkeit, die nicht von äußeren Faktoren abhängig ist: neutrales und friedvolles Bewusstsein, das jeden Gedanken und jedes Gefühl ebenso willkommen heißt, wie alles, was sich im Spiegel unseres Lebens als Lern- und Wachstumschancen für uns zeigen möchte, wie Bilder im Sand.

Das ist wahre Freude, das ist wahres Glück.

Ich verbringe einen Teil meines Jahres im asiatischen Raum, und oft bin ich in Thailand. Dort lächeln die Menschen (fast) immer, auch wenn es nicht immer einen offensichtlichen Grund dafür gibt. Es wird selten passieren, dass Sie kein Lächeln zurückbekommen, wenn Sie jemanden anlächeln. Wenn wir uns daran erinnern, dass allein die Mimik des Lächelns unser Gehirn dazu veranlasst, Glückshormone auszuschütten, täten wir vermutlich gut daran, uns ein klein wenig von dieser Angewohnheit abzuschauen. (Damit meine ich natürlich nicht, dass Sie unbedingt lächeln sollen, wenn Sie gerade traurig oder wütend sind. Wobei die alten Taoisten auch Meditationen entwickelt haben, mit denen wir unsere Gefühle (Emotionen) umwandeln können. Mehr dazu finden Sie auch in meinem Buch „Yin Yoga“, 2014, Irisana)

Natürlich möchten wir Menschen glücklich sein und keine Sorgen haben. Jeder liebt sich selbst am meisten, ***denn das Glück ist die Ursache der Liebe.*** Wenn wir bereit sind, unsere Vorstellungen und Konzepte darüber, wie wir uns unser Leben und die Re-/Aktionen anderer Menschen vorstellen, loszulassen, sind wir dem Glück meistens schon ein gutes Stück näher. Wenn wir anderen Menschen Liebe geben, strömt die Liebe ja zuerst durch uns hindurch, und allein das ist ein sehr glücklichmachender Zustand.

Im Wesentlichen unterscheide ich zwei Arten von Freude:

Die eine hängt damit zusammen, dass ich im Leben das bekomme, was ich mir wünsche. Dazu kann ich mit der Kraft der Imagination oder positiven Leitsätzen arbeiten, und das ist bis zu einem bestimmten Grad auch hilfreich. Aus meiner Sicht gibt es auch wirklich nichts dagegen einzuwenden, dass ich mein Leben genieße und materiell und emotional wohlgenährt bin.

Jedoch – aber, und: Es gibt auch eine andere Art der Freude, die unabhängig vom äußeren Spiegel des Lebens existiert, und diese Art von Freude oder Glück ist gar nicht so einfach zu erklären. Sie strahlt aus Ihren Augen und drückt sich in Ihren Gesichtszügen aus und in der Art und Weise, wie Sie sich bewegen und mit anderen Menschen umgehen. Sie dringt aus den Poren Ihres Wesens in die Außenwelt und berührt das Herz Ihrer Mitmenschen.

Diese Art der Freude ist ein Zustand grenzenloser Wonne und Glückseligkeit, die nichts will und auch nichts braucht. Sie liegt auf dem Grund Ihrer Seele und wartet darauf, dass Sie von Ihnen entdeckt wird. Auch wenn Leid oder Frustration (wie Wolken) den strahlend blauen Himmel Ihres Wesens gerade einmal betrüben sollten und Sie sich subjektiv unwohl fühlen, ist dieser Zustand doch immer sehr tief in Ihrer Wesensmitte verankert.

Grundlose Freude, grundloses Glück, und das im doppelten Wortsinn: glücklich sein, ohne dass uns das Leben einen Anlass dafür spiegelt, und so tief in uns, dass es tiefer ist, als wir ermessen können.

Im Grunde ist es einfach: Wir sind glücklich, wenn unser Herz frei ist von Kummer, Angst und Sorge. Dann ziehen sich die Mundwinkel nach oben, um die Augen herum bilden sich kleine Lachfältchen und das Glück strahlt aus unseren Augen. Es ist ein wenig, als ob wir verliebt wären, verliebt ins Leben, so wie es sich uns zeigt.

Die Augen zeigen immer, wie wir uns fühlen – nicht umsonst nennt sie der Volksmund den „Spiegel der Seele“. Wenn wir uns wohlfühlen, wirken wir beschwingt und glücklich, und das spiegelt uns auch unsere Umgebung zurück.

Kummer und Sorge nisten sich gerne dann ein, wenn wir uns als Reaktion auf das Leben in unseren Gedanken und Gefühlen verlieren. Natürlich ist das Leben nicht immer einfach, und natürlich kommt es immer wieder einmal anders, als wir es uns ausgedacht haben. Krankheit, Trennung und Tod gehören nun einmal dazu zum Leben, obwohl wir sie lieber nicht erleben würden. Wenn es uns möglich wäre, uns beizeiten mit dem Gedanken anzufreunden, dass wir uns früher oder später von dem trennen müssen, was wir am meisten lieben, könnten wir uns vielleicht tiefer in den gegenwärtigen Augenblick öffnen und uns an dem erfreuen, was uns – **jetzt und hier –** das Leben anbietet.

Wenn wir uns dabei selber im Weg stehen, ist es notwendig, dass wir in uns hineinschauen und die Gefühle (Emotionen) anerkennen, die da sind, und dadurch die Grundlage erschaffen, auf der sie sich verändern können.

Dazu möchte ich Ihnen die wunderschöne Möglichkeit des Tonglen vorstellen. Das ist eine Praxis aus dem tibetischen Buddhismus, die sich auf vielen Ebenen anwenden lässt, zum Beispiel auch auf die Umwandlung unserer „unreinen“, auf der Negativseite angesiedelten Gefühle (siehe Exkurs „Emotionen und Gefühle“, S. 65). Im Anschluss folgt die Meditation zum Thema „Freude“.

Glück allein ist glücklichmachend.

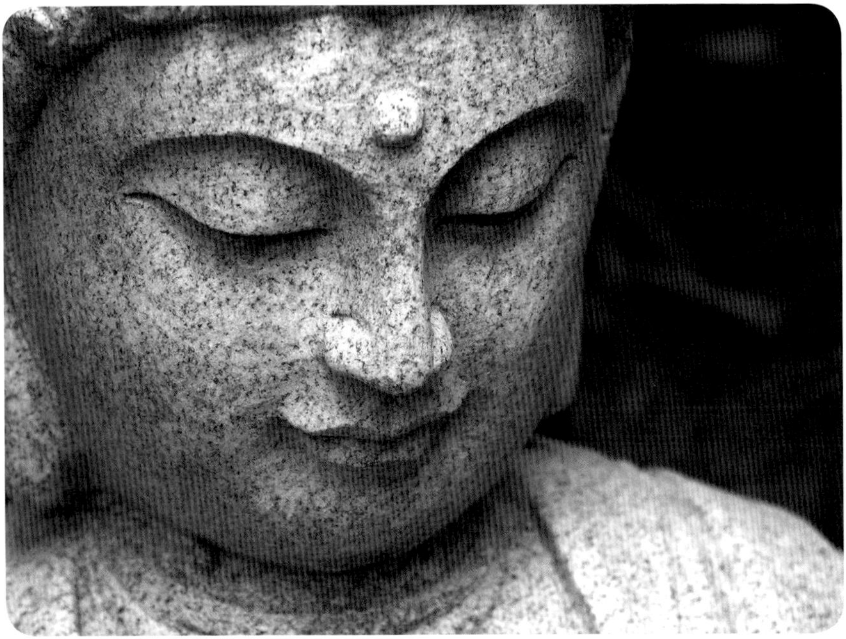

Praxis

Übung „Tonglen“

Setzen Sie sich so hin, dass Sie es bequem haben, und stimmen Sie sich auf den Rhythmus Ihrer Atmung ein. Gönnen Sie sich einige Augenblicke, um Ihren aktuellen Gefühlszustand wahrzunehmen und anzuerkennen. Wo in Ihrem Körper spüren Sie das Gefühl? Hat es eine Farbe und wie ist seine Textur …, ist es hart oder weich, stachlig, glatt oder rauh …?

Können Sie es benennen …? Es ist auch in Ordnung, wenn Sie das nicht können. Öffnen Sie sich dann einfach der Wahrnehmung des „Nicht-Wissens“.

Spüren Sie das Gefühl ganz genau, ohne sich darin zu verlieren und ohne sich Geschichten zu erzählen oder sich Phantasien auszudenken.

Atmen Sie Ihre negative Emotion (z. B. Wut oder Trauer) ganz bewusst ein. Mit der Ausatmung atmen Sie Liebe und Zärtlichkeit für sich selbst aus und in sich selbst hinein. Wiederholen Sie das ein paar Minuten.

Erlauben Sie es sich, sich so anzunehmen, wie Sie sind.

Regelmäßig praktiziert, kann „Tonglen“ Ihnen einen Weg in Ihre innerste Freude öffnen.

Praxis
Meditation „Freude“

Freude schöner Götterfunken, Tochter aus Elysium …

Und es ist nicht nur ein Funken und auch nicht nur ein Funkenregen, sondern ein unendlicher Ozean, der einen Glückszustand von unendlicher Freude in sich trägt, ein Verliebtsein in alles, was das Leben uns anbietet an Herausforderungen und Wachstumschancen, und zwar nicht, weil sich alle unsere Wünsche erfüllen (was sie natürlich durchaus tun dürfen), sondern weil alles genau so ist, wie es ist. Und gleichwohl fühlen wir uns manchmal anders, weil wir trotz aller Erkenntnisse manchmal einfach Zeit brauchen, damit sich tiefer sitzende Konditionierungen verändern können.

Erinnere Dich jetzt an eine Situation, die Dich geärgert hat oder in der Du Dich über irgendjemand oder etwas aufgeregt hast oder traurig warst. Oder lass ein Bild von dem Menschen entstehen, den Du am meisten liebst, und stell Dir vor, dass Du ihn oder sie gehen lassen musst, oder ganz einfach, dass sie oder er nicht mehr da ist, wenn Du nach Hause kommst. Erlaube es Dir, die Gefühle zu spüren, die Du dabei erlebt hast oder die Du dabei erleben würdest. Nimm Dir dafür ein wenig Zeit. Bleibe in Kontakt mit Deiner Atmung.

Und … erinnere Dich dann an den Zustand des Verliebtseins: Wann warst Du das letzte Mal verliebt …? Erinnerst Du Dich an die Schmetterlinge im Bauch und dass wirklich alles, alles ganz wunderbar war …? Wie wäre es, wenn dies Dein grundlegendes Lebensgefühl wäre …? Einfach, weil Du ganz tief in Dir die Gewissheit verspürst, dass Du geliebt wirst, ganz gleich, was Du tust, ganz gleich, was passiert …? Wie ist es, wenn Du Dich in dieses Gefühl hinein entspannst …?

Spüre Deinen Körper, aufrecht und gerade, vielleicht mit gekreuzten Beinen auf dem Boden, vielleicht auf einem Stuhl. Richte Deinen Rücken gerade, damit Dein Atem frei fließen kann. Spüre, wie Deine Hände die Knie berühren, Deine Finger … Deine Füße … Deine Zehen.

Höre die Töne, die Dich umgeben, und spüre die Luft, die Deine Haut berührt. Öffne Dich der Vorstellung, dass die Moleküle der Luft mit Licht und Lebenskraft angefüllt sind, die ins Innere Deines Körpers dringen und alles, was vielleicht noch an Ungeklärtem in Dir ist, auflösen in Licht und Leichtigkeit und Liebe.

Lass Deinen Körper schmelzen. Spüre, wie Du als funkelndes, strahlendes Lichtwesen in völliger Freiheit und sehr schwerelos in einem Raum von unendlichem Frieden schwebst. Liebe umspült Dich und grenzenlose Freiheit durchdringt Dich. Du bist endlich zu Hause angekommen, nach all dieser Zeit, und es ist so erquickend und belebend, endlich wieder dort zu sein, wo Du in Wirklichkeit hingehörst.

Und in diesem Raum gibt es eine Präsenz, die Dich magisch anzieht – es ist wie Du ein Wesen aus Licht, das unendliches Wohlwollen ausstrahlt, das Dich in Licht und Freude einhüllt und mit dem Du Dich jederzeit verbinden kannst. Unendliche Freude darüber, dass Du endlich wieder zuhause bist, breiten sich in Dir aus. Du sitzt in aller Ruhe neben diesem strahlenden Lichtfunken und Du siehst, wie viele andere Lichtfunken ebenfalls schwerelos hier treiben, und Du schickst Ihnen all die Liebe und all die Freude, die Du in Dir spürst.

Genieße das, so lange Du es möchtest.

Spür jetzt wieder Deinen Atem. Nimm Deine Finger und Zehen wahr und komm wieder zurück in Deinen Körper. Bewahre das Bewusstsein der Freude in Dir, die unter Deinen Alltagsgefühlen immer in Dir ist und darauf wartet, dass Du sie Dir selbst und anderen schenkst.

Du bist allezeit geborgen und unendlich geliebt, immer.

Om Shanti

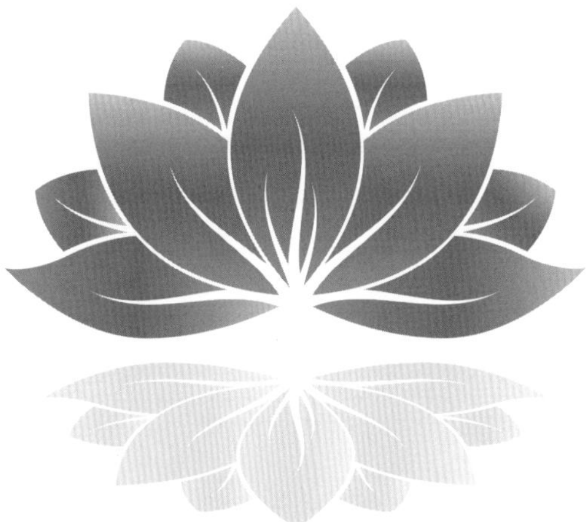

Exkurs
Die Kunst des Verzeihens

Verzeihen hängt eng damit zusammen, inwieweit wir unsere Projektionen und Identifikationen loslassen können, und diese Kunst halte ich für wesentlich, wenn wir den Raum unserer innersten Seele betreten wollen. Wir müssen uns darin üben, sowohl uns selbst als auch anderen aus tiefstem Herzen zu verzeihen, wenn einmal etwas anders gelaufen ist, als wir es uns gewünscht haben; denn dann fällt es uns leichter, uns mit jeder der von uns gewünschten Seelen-Qualitäten tiefer zu verbinden. Es ist eine Tatsache, dass wir Menschen unvollkommen sind, und das gilt für uns alle, und dass wir deshalb auch Fehler machen. Vergeben und verzeihen ist keine einmalige Angelegenheit, wir müssen es immer wieder üben. Dadurch wird es zu einem Teil von uns – zu einer Lebensweise, die uns Frieden bringt.

Die Fähigkeit, anderen zu vergeben, hängt sehr davon ab, wie ehrlich wir mit uns selbst sind und inwieweit wir dazu bereit sind, unsere eigenen Verhaltensmuster anzuschauen und uns mit ihnen zu konfrontieren. Sind wir wirklich durch dieses Leben gewandelt im Geist der Reinheit, voller Güte, und haben wir nie einen falschen Gedanken gedacht, nie ein falsches Wort geäußert oder eine falsche Handlung ausgeführt? Wenn wir uns unsere eigenen Unzulänglichkeiten eingestehen, müssten wir es doch eigentlich auch schaffen, einander zu verzeihen. Und oft lässt unser Zorn über andere nach, wenn wir unsere eigenen Fehler eingestehen.

Wir alle haben uns in der Vergangenheit schon einmal falsch verhalten, entweder weil wir nicht wussten, was richtig ist, oder aus Angst oder aus einem Missverständnis heraus. Wenn wir zurückschauen auf unsere Vergangenheit, gibt es fast immer etwas, das wir bedauern. Mit der Zeit lernen wir jedoch in der Regel dazu, und wir wissen besser, was für uns richtig und wichtig ist, und machen die entsprechenden Korrekturen.

Durch diesen Prozess des Erkennens beginnen wir uns selbst zu verzeihen. Und wenn wir auf diesem Weg weitergehen, werden wir auch anderen verzeihen. Wir sehen ein, dass wir nicht die anderen für Unrecht verdammen können und uns selbst entschuldigen. Denn das ist schlicht und ergreifend Betrug, und Hand aufs Herz: Wer von uns möchte bewusst betrügen?

Die Kraft der Vergebung wächst aus Mitgefühl. Sie löst das dringende Bedürfnis auf, dass wir immer wieder glauben, Recht haben zu müssen. Vergebung erlöst das unwürdige Verhalten, das wir bei scheinbarer Ungerechtigkeit manchmal an den Tag legen.

Verzeihen bedeutet, dass wir uns voller Mitgefühl und Frieden auf einen Weg begeben, der uns guttut, und wir bewegen uns dorthin, wo es noch besser wird. Vergebung schmilzt die Härte der Herzen unserer Mitmenschen. Vielleicht ist der eine oder andere aus unserem Umfeld zunächst einmal verwirrt oder hält uns sogar für naiv. Aber auf lange Sicht wird unser Akt des Verzeihens Achtung und Wertschätzung hervorrufen.

Wenn wir uns selbst vergeben, bedeutet das, dass wir Vergangenes loslassen. Aber damit ist nicht gemeint, dass wir die gleichen Fehler immer wieder machen sollen und uns dazu vielleicht noch ein paar bequeme Ausreden ausdenken, damit wir nicht für uns selbst einstehen müssen. Wenn wir möchten, dass uns vergeben wird, dann müssen wir bereit sein, zuerst selbst die Kunst des Verzeihens zu üben – sowohl anderen als auch uns selbst gegenüber.

Zusätzlich ist es hilfreich, immer wieder einmal innezuhalten und Pause zu machen, damit wir uns immer wieder neu in das Feld der unendlichen Gegenwart öffnen, in das immer präsente Jetzt und Hier, in dem weder Vergangenheit noch Zukunft von Bedeutung sind.

Dadurch klären wir das Feld unserer Emotionen und öffnen die Tür in den innersten Kern, in den heiligen, von den Erfahrungen unserer Persönlichkeit unberührten und unberührbaren Raum unserer Seele.

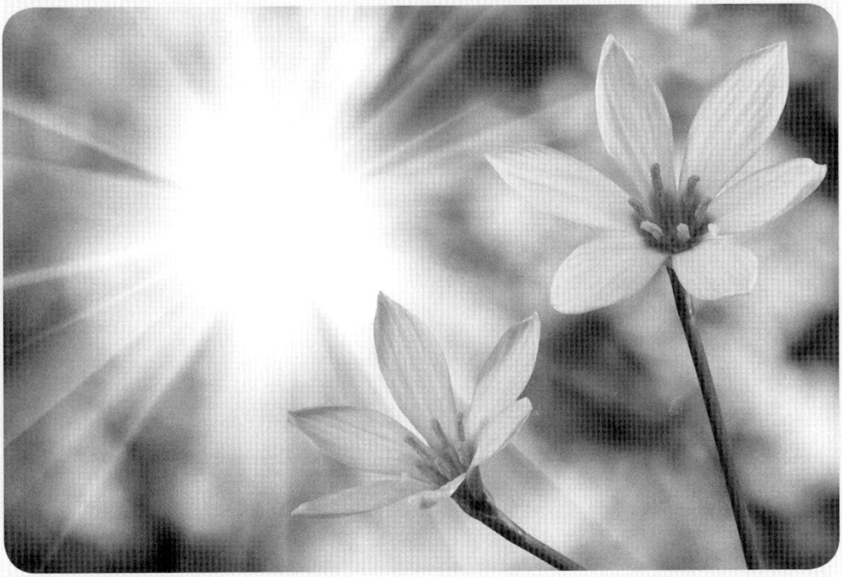

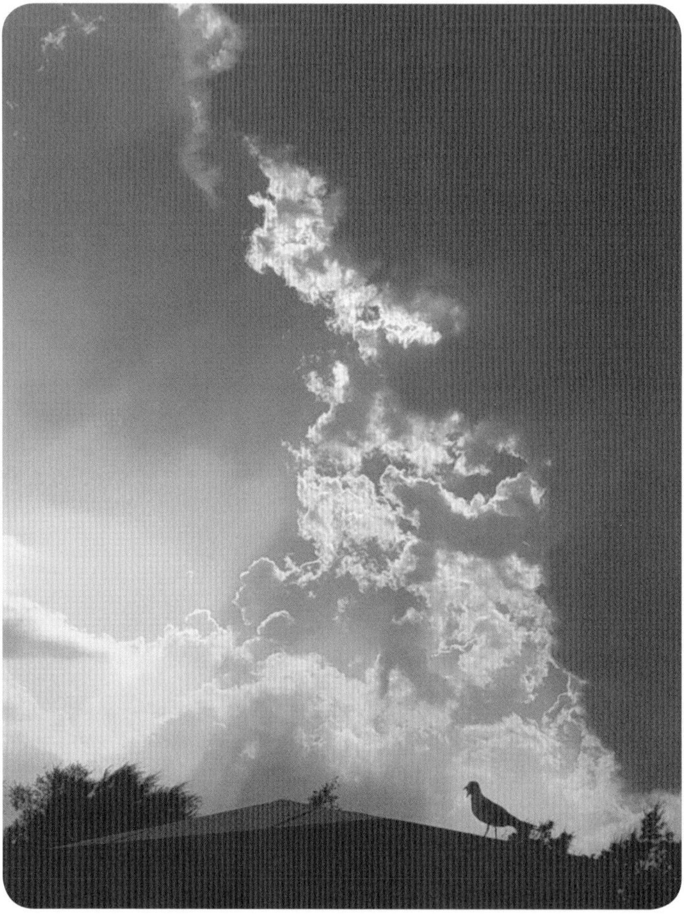

Kapitel 3

Das torlose Tor – die Selbstergründung

- Die Selbstergründung
- Entwerden oder Wer bin ich wirklich?
- „Selbst-Erkenntnis“ nach Ramana – den Geist heimbringen
- Das absolute Glück / die absolute Freiheit
- Integrierte Praxisübungen: Selbstergründung / Selbstbefragung / Advaita Meditation

Kannst Du eine Wolke lieben? Und …
wie lange würde diese Heirat dauern?
(Mooji)

Dir wurde dieser Körper gegeben und
es muss seine Zeit dauern. Es muss dauern.
Widme also diese Zeit, die Dir gegeben ist,
der Liebe zu Deinem eigenen Selbst!“
(H. W. L. Poonja, „Sei Still!“, S. 174)

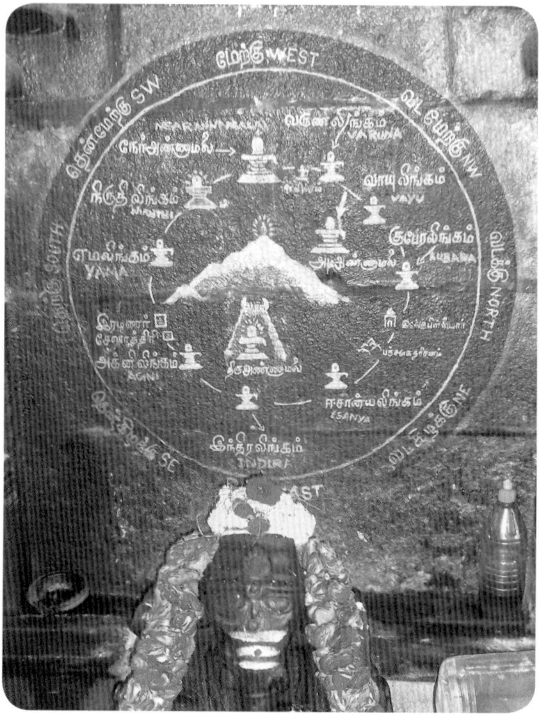

Ich möchte Sie jetzt zu einem radikalen Schritt einladen:

Vergessen Sie alle Konzepte …!

Entdecken Sie sich selbst, und vergessen Sie für einen kurzen Augenblick sogar die Erinnerung an Ihren seelenbewussten Seinszustand, damit Sie ihn noch einmal auf einem anderen Weg neu entdecken und verwirklichen können!

Wenn Sie mich fragen, wie genau das funktionieren soll, bitte ich Sie um ein klein wenig Geduld, denn zuerst will ich Ihnen erzählen, warum es zum dritten Teil dieses Buches kam und warum wir uns hier gemeinsam noch einmal, auf einem anderen Weg, auf die Suche nach bzw. ins

Finden des ursprünglichen Teils unseres Selbstes bewegen: Der Teil, der hinter dem Schleier, auf der anderen Seite unseres Wesens, auf der oft für uns (noch) nicht sichtbaren bzw. erlebten Seite des Ufers, auf uns wartet. „gate gate paragate, parasamgate bodhi swaha …!“ Auf, auf ans andere Ufer, heißt es so treffend im Herzsutra, das in Zen-Dojos und anderen buddhistischen Klöstern seit Jahrhunderten rezitiert wird. Wobei es eines der wunderbaren Paradoxe ist, dass wir in Wirklichkeit bereits dort sind – nur haben wir eben die Tendenz, es zu vergessen.

Ich bin wirklich dankbar, dass die Meditationen des Raja-Yoga zu mir gefunden haben. Sie bringen mir wunderbaren Seelenfrieden, und sie geben mir das Gefühl, dass ich geliebt und mit Gott verbunden bin, und ich schätze sie sehr. Jedoch benötige ich einen mentalen Impuls, mit dem ich in die Erinnerung (und die Erfahrung) der Zustände hineinfinde, auch wenn ich zugeben muss, dass es mit der Zeit immer einfacher geworden ist. Wenn ich Gottes Liebe spüre, ist das immer sehr berührend und glücklich machend, aber ich erlebe Ihn immer noch als ein Gegenüber.

Deshalb habe ich mich in diesem Stadium meiner Erfahrungen nach innen gewandt und nach einem anderen Zugang in die Ebene dieser Erfahrung gesucht. Als erste Antwort fielen mir die längst vergessenen Ramana-Büchlein aus meinem Bücherregal entgegen. Zeitgleich entdeckte ich auf Youtube die Videos von Gangaji und Eli, die über Papaji (H. W. L. Poonja) die Ramana-Linie weiterleben lassen, und ich begann sehr zeitnah und intensiv damit, die Praxis der Selbst-Befragung zunächst bei mir selbst und später auch bei einigen engen FreundInnen und SchülerInnen anzuwenden. Nach meinem subjektiven Empfinden bringt mich der Pfad der Selbstergründung über die Öffnung des emotional-mentalen „Seelen-Rings“ in den innersten, heiligen Raum meiner Seele. Ich erlebe es so, dass ich sowohl auf dem Weg des Raja-Yoga als auch über die Selbstergründung in den seelen-bewussten, eng mit Gott

(Baba) verbundenen Zustand finden kann. Ich habe mir also erlaubt, meine Erfahrungen im Bereich des Raja-Yoga bewusst beiseitezulegen und habe dadurch herausgefunden, dass ich auch durch die Methode der Selbstergründung (nach Ramana) in den seelen-bewussten Zustand finde. Zum einen ist das der Grund, dass ich mich dafür entschieden habe, das Buch noch einmal zu erweitern. Zudem habe ich festgestellt, dass der Weg der Selbstergründung – von jedem Ist-Zustand ausgehend, ohne weiteres spirituelles Wissen – mich unmittelbar ins Zentrum des Gefühls führt und mich von dort aus tiefer in meinem Wesenskern und in der Erkenntnis meines Selbst als Wesensgrund verankert. Deshalb sagt mir meine Intuition, dass das Wissen um die Selbstergründung nicht oft genug weitergetragen werden kann.Und das ist der Grund, warum Sie hier die Essenz dieses Wissens komprimiert (wieder) finden.

Während ich bei den Meditationen des Raja-Yoga mehr den wissenschaftlichen Weg gehe, und über die Praxis der Meditation die Erfahrung mache, dass die Meditationen zu einer inneren Wirklichkeit werden und deshalb ihre absolute Gültigkeit haben, lässt mich der Weg der Selbstergründung nach und nach die Schichten meiner Persönlichkeit durchleuchten, so dass ich mich dem „selbst-bewussten“ (seelen-bewussten) Zustand zunächst dadurch annähere, indem ich erkenne, was ich nicht bin (Körper, Mann, Frau, Beruf, Mutter, Vater, Kind usw.)

Dieser Weg der Selbstergründung kommt aus der Lehre des „Nicht-Wissens“ (Advaita Vedanta). Dieser Weg möchte, dass wir unser Ego auflösen. Ego ist nach meinem heutigen Verständnis alles, womit wir uns üblicherweise identifizieren, von unserem Namen über unseren Körper und verbunden mit dem Körper auch die Identifikation für die Zustände der anderen Schleier, die unser „wahres Ich“ verhüllen: zum Beispiel die Identifikation mit Beruf, Beziehung, Familie und Freundschaft, ja sogar mit unserer Nationalität, Kulturkreis, Religion oder spiritueller Zugehörigkeit, eigentlich mit allem, was wir mit unserem Namen assoziieren.

Die Frage stellt sich: Was bleibt übrig, wenn wir uns aus diesen Identifikationen lösen. Gibt es etwas, das bleibt?

Diese Frage führte mich dazu, mich mit meinem eigenen Tod auseinanderzusetzen, und zwar zuerst einmal ohne den tröstenden Gedanken einer Wiedergeburt oder eines wie auch immer gearteten Weiterlebens. Wie fühle ich mich, wenn ich tatsächlich aufhöre zu existieren als individuelles Wesen, wenn ich die Dinge, die ich hier auf diesem Planeten, in diesem Leben gelernt, geliebt und er-***lebt*** habe, ***nicht*** mitnehmen oder in ein nächstes Leben übertragen kann …? Die Radikalität dieses Gedankens (und emotionalen Erlebens) brachte mich mit einem unmittelbaren Raum der Leere und Stille in Verbindung, der mir seither erhalten geblieben ist, innerhalb dessen sozusagen mein mentales und emotionales Empfinden sich bewegt und der meine anderen Seins-Zustände (fast immer) durchdringt.

Praxis
... dem Tod begegnen –

Stellen Sie sich beim Einschlafen die Frage: Was wäre, wenn Sie am nächsten Tag nicht aufwachen würden und Ihr Leben vorbei wäre? Lassen Sie sich bis auf den Grund der Gefühle fallen, die durch diese Frage in Ihnen ausgelöst werden. (Tipp: Machen Sie diese Übung am besten dann, wenn Sie nicht gerade in einer Lebens- oder Sinnkrise stecken!)

Machen Sie sich bei Bedarf eine Liste, auf der Sie die Dinge niederschreiben, die Sie erledigen möchten und die Sie vor sich herschieben, weil sie Ihnen unangenehm sind (Testament, Patientenverfügung, lästige und längst überfällige Auseinandersetzungen mit Freunden/Kollegen ...), und setzen Sie sich ein konkretes Zeitfenster, innerhalb dessen Sie die Dinge angehen werden ...!

Und damit sind wir bereits mitten in der Praxis der Selbstbefragung.

Das torlose Tor oder: der Weg ohne Ziel

Eigentlich ist es ganz einfach: Wir Menschen haben die Tendenz, das behalten zu wollen, was uns Freude bereitet, und wir wollen loswerden, was uns ärgert – unsere Jugend, unsere Schönheit, unsere ekstatischen Liebesnächte sollen uns nie verlassen, ebenso wenig wie unsere engsten Freunde oder unser vielleicht mühsam durch Erfahrung erworbenes Wissen. Das gilt auch und sogar ganz besonders für die Zustände, die wir in der Meditation erfahren: Wir wollen sie wieder haben! Und so setzen wir uns immer wieder von neuem hin (was ja auch gut und sinnvoll ist) und üben uns in der einen oder anderen Art und Weise, damit wir genau das! wieder erleben, und vielleicht könnte der Zustand ja beim nächsten Mal sogar noch tiefer, klarer oder ekstatischer werden ...! Wir wollen uns unsere Yoga-Kräfte und das manchmal mühsam erworbene

Wissen erhalten und bewahren, und zwar am besten bis in alle nächsten Leben hinein! Wir glauben, dass wir glücklich und frei sind, wenn wir das bekommen, was der Buddha oder andere Heilige während Ihrer Erleuchtung erlebt haben.

Die gnadenlose Wahrheit ist, dass Sie und ich alles verlieren werden: Unsere Jugend und unsere Schönheit, unsere Yoga-Kräfte werden ebenso vergehen wie die Strukturen unserer Persönlichkeit und sie werden samt unseren individuellen Charakterzügen und unserem Lebensumfeld wie unser Körper in Staub (oder in Asche, falls wir verbrannt werden) zerfallen und sich in Luft auslösen. Diese Wahrheit ist gnadenlos und unumgänglich – und zugleich auch irgendwie tröstlich, weil sie uns alle betrifft.

Es gibt nichts, das Sie bekommen können. Und das liegt ganz einfach daran, dass Sie alles schon in sich haben, von dem Sie vielleicht glauben, dass Sie es werden wollen. Es geht an diesem Punkt Ihres Weges nicht mehr darum, dass Sie sich neues Wissen oder neue Techniken der Meditation aneignen (auch wenn das zunächst einmal als ein Widerspruch erscheinen mag). Es geht darum, dass Sie das „ent-decken“, was Sie bereits sind, dass Sie den Seins-Zustand in sich wieder aufdecken, in dem alles, was Sie im Innen und im Außen erleben, kommt und auch wieder vergeht.

Dieses „Ent-decken“ kann in drei Schritten passieren:

- Fragen Sie sich, wie es Ihnen gerade geht. Was erleben Sie in diesem Augenblick?
- (wenn es ein Gedanke ist, schneiden Sie ihn ab! Und spüren Sie die Emotion dahinter.)
- Lösen Sie die Emotion aus der sie umhüllenden Geschichte und spüren Sie sich noch tiefer ins Zentrum des Gefühls.

- Wenn ein tiefer liegendes Gefühl auftaucht, gehen Sie wieder ins Zentrum … es ist wie bei diesen wunderbaren, russischen Puppen, wo in jeder größeren eine noch kleinere steckt … und irgendwann werden Sie herausfinden, dass es auf dem Grund Ihres Wesens sehr still ist und dass diese Stille absolut lebendig und real ist.

In diesem Zusammenhang möchte ich Ihnen die „Kosmische Schere“ vorstellen. Diese Übung kam mir vor ein paar Tagen spontan in den Sinn, als ich bemerkte, wie oft ich mir mit Gedanken im Weg stehe.

Praxis
Kosmische Schere

Versuchen Sie einfach einmal, für 3 Minuten ohne aktiven Gedanken zu sein. Wenn ein Gedanke in Ihnen auftaucht, denken Sie ihn erst gar nicht zu Ende, sondern schneiden Sie ihn einfach mitten im Satz ab, so dass „Sie" in die Leere fallen können, die dahinter ist. Wenn Sie diese Leere einmal gespürt haben, wird es Ihnen immer leichter fallen, Sie wieder zu finden und ***in ihr*** zu sein, anstatt sie nur von oben zu betrachten.

Es kann hilfreich sein, wenn Sie sich ein tägliches Zeitfenster für diese Art der Innenschau reservieren, damit Sie Ihnen vertraut wird. Es geht dabei nicht darum, dass Sie Ihre Gefühle bzw. Emotionen verdrängen oder unterdrücken und auch nicht darum, dass Sie sie ausagieren und wie wild auf einen Kissenberg einschlagen – weder körperlich noch mental. Erlauben Sie es sich stattdessen, das Gefühl oder die Emotion (wahlweise den Gedanken), wahrzunehmen, ohne in die Falle des Bewertens zu stolpern, und zwar ganz gleich, was Sie gerade erleben. Und wenn der Gedanke „Ich weiß es nicht" auftaucht, lassen Sie sich in diesen Zustand des Nichtwissens hineinfallen. Wenn ein Gefühl auftaucht, lassen Sie sich ins Zentrum des Gefühls fallen und öffnen Sie sich der Wahrnehmung, die Ihnen dadurch begegnet. Selbst wenn Sie Ihrer tiefsten Trauer oder Wut begegnen sollten, empfehle ich Ihnen, sich Ihrer emotionalen Wahrnehmung immer wieder neu zu öffnen!

Was wäre das Schlimmste, das Ihnen dabei passieren könnte? Vielleicht könnte Ihr Herz brechen, aber wenn das passieren sollte, sagen Sie einfach JA …! Tatsache ist, dass Ihr Herz immer wieder von neuem auf- und ausbrechen oder ganz einfach brechen darf (so wie die Knospen im Frühling), denn genau dadurch werden Sie sich immer wieder neu Ihrer eigenen Lebendigkeit und der Kraft der Liebe öffnen, die dadurch tiefer und tiefer wird.

Und vielleicht finden Sie auf dem Grund des Gefühls noch ein anderes, tiefer liegendes Gefühl, das das ursprüngliche Gefühl verdeckt. Spüren Sie sich wieder von Neuem hindurch, und vielleicht durch ein noch tiefer liegendes …, durch das Sie sich ebenfalls wieder hindurch spüren …, und irgendwann werden Sie die Erfahrung von grundlosem Glück, Frieden und endloser Freiheit machen. Weil es wirklich wichtig ist, möchte ich noch einmal darauf hinweisen, dass Liebe, Glück, Friede und Freiheit keine Emotionen sind, nicht einmal ein Gefühl, sondern Facetten unseres ursprünglichen Seins-Zustands.

Es kann passieren, dass in Ihnen die Angst auftaucht, dass dieses Glück nicht von Dauer ist und die damit verbundene Glückseligkeit wieder verblassen könnte. Das Schöne an der Sache ist, dass dieser Zustand ***immer*** in Ihnen ist und Ihnen erhalten bleibt (sogar wenn Sie ihn nicht bemerken!). Er ist die Basis von allem, er ist wie der Sauerstoff, der in Ihrem Atem enthalten ist …, und Ihr individuelles Ich (Ego) ist die kleine Salzpuppe, die sich auflösen darf im unendlichen Ozean der Stille.

Es geht einfach darum, dass Sie wieder zu dem werden, was Sie wirklich sind, was Sie immer schon waren und was Sie immer sein werden. Und weil Sie es ja bereits ***sind,*** brauchen Sie auch nichts weiter zu ***tun,*** um es zu werden, Sie brauchen dafür nicht zu jemand Anderem oder Besserem zu werden. Nach meinem Verständnis ist Erleuchtung ein Konzept unseres Verstandes, und das Gegenteil davon ist der Zustand, in dem wir nicht erleuchtet sind. Meiner Meinung nach geht es darum, den Zustand zu berühren, der jenseits unseres Verstands, jenseits von Erleuchtung bzw. Nicht-Erleuchtung liegt. Erforschen Sie, was es Ihnen bringt, wenn Sie erleuchtet sind. Was wäre, wenn es Ihnen gar nichts bringt …? In Wahrheit wird Ihnen die Erleuchtung nichts im Sinne von etwas bringen, weder psychisch noch physisch. Wenn Sie sich das eingestehen, sind Sie frei. Und wenn nicht, werden Ihre Gedanken weiter an etwas hängen, von dem Sie hoffen, dass es Ihnen Freiheit gibt. Wenn Sie diesbezüglich anderer Ansicht sind, möchte ich Sie bitten, die Qualität der Toleranz walten zu lassen, so dass Sie entspannt weiterlesen können.

„Ent-decken“ Sie sich selbst!

Die deutsche Sprache sagt es uns ganz direkt und unmittelbar (auch das Englische übrigens: „dis-cover“) … Decken Sie das auf, was verhüllt ist. Durchdringen Sie die Gedanken, Empfindungen und Konzepte, lüften Sie die Schleier, die das Licht verhüllen, kehren Sie zurück zu Ihrem wahren Selbst …!

Wenn Sie Yoga oder einem anderen spirituellen Weg folgen, halten Sie für einen Moment inne und fragen Sie sich, warum Sie das praktizieren, was Sie praktizieren. Falls Sie praktizieren, um ein besserer, reiferer Mensch zu werden, um etwas zu werden, das Sie noch nicht sind, möchte ich Sie bitten, einen Augenblick innezuhalten. Erproben Sie den Weg der Selbstergründung – vielleicht zunächst einmal als Testlauf, damit Sie feststellen können, wie dieser Weg auf Sie einwirkt, um dann Ihren wie auch immer gearteten Übungsweg wieder aufzugreifen, so wie es Ihnen entspricht.

„Selbst-Erkenntnis“ nach Ramana – den Geist heimbringen

Ramana bringt das wunderbare Gleichnis einer Kuh, die im Stall frisches Gras und Futter in Hülle und Fülle findet. Am Anfang will diese Kuh aber nicht im Stall bleiben, sie nimmt Reißaus, weil sie frei herumlaufen will. Je öfter der Bauer sie aber mit frischem Gras in den Stall lockt, umso mehr weiß sie es zu schätzen, dass sie dort gut aufgehoben ist.

So ähnlich ist es auch mit unserem Geist: Je öfter wir ihn in der Stille verankern, umso lieber kehrt er auch dorthin zurück, bis er sich schließlich absolut heimisch und geborgen fühlt in der Verankerung des Selbstes.

Auch der westlichen „New-Age-Esoterik" ist der Begriff des Selbstes nicht fremd. Oft ist damit eine Art „höheres Ich" gemeint, das über dem normalen Ich steht, wie z. B. auch in der Kahuna-Magie. Im hinduistischen Kontext und auch im Sinne Ramanas wird das Selbst jedoch anders definiert: Es gibt e i n Selbst, das Ursprung und Wesensgrund von allem ist, was existiert, eine Art universeller Intelligenz, die an der Wurzel der energetischen Phänomene ist, die die Grundlage unseres materiellen Lebens sind. Ich verwende dafür der Einfachheit halber am liebsten den Begriff: ***„LEBEN".***

Im Sinn Ramanas ist das Selbst das wahre Wesen eines jeden Menschen, und es ist völlig frei von individuellem Bewusstsein. Im Grunde lässt sich das Selbst nicht ergründen. Was sich jedoch ergründen lässt, ist unser Ich, unser individuelles Bewusstsein, unser Ego. Es lässt sich sehr tief ergründen, und zwar so tief, bis wir es in seiner ganzen Tiefe durchdrungen haben. Unser „persönliches" Ich wird also zu einem sehr reinen und sehr klaren Ich, das wie in einem Spiegel das Wesen des Selbst erkennen kann. In der Regel besteht unsere Persönlichkeit (unser Ego) aus verschiedenen Schleiern, mit denen wir uns identifizieren: Glaube, Beruf, Alter, Geschlecht, Beziehungen, die Werte, die uns in unserer Kindheit beigebracht wurden. Indem wir erkennen, dass wir all dies ***nicht sind,*** können wir die Wirklichkeit unseres Selbstes (unserer Seele) erkennen.

Wenn wir bereits ***vor*** unserem physischen Tod die Vergänglichkeit unseres Wesens erfahren, wenn also unser Ego quasi bereits zu unseren Lebzeiten in unseren Körper hineinstirbt, können wir die unmittelbare Befreiung unseres Wesens erleben. Aus indischer Sicht ist das zudem ein Weg, durch den wir uns vom Karma und von dessen Auswirkungen befreien können, weil wir uns ja nicht mehr mit unserem Tun identifizieren. (Ob das tatsächlich der Fall ist …, überlasse ich Ihrer individuellen Entscheidung).

Ramana sieht alles als Ego, was mit dem Ausdruck unserer Persönlichkeit verbunden ist: Körper, Denken, Fühlen, charakterliche Vorlieben und Abneigungen und unsere Lebensumstände und sogar die Natur. Den Begriff LEBEN lasse ich gelten als Synonym für das Selbst – eine absichtslose Kraft, die uns und alles durchströmt, animiert und verbindet und die unser gemeinsamer Wesensgrund ist. Das Selbst (LEBEN) ist jenseits von Dogma und Religion. Alle Religionen sind aus Ihm entstanden und in Ihm enthalten und wollen sich auf die eine oder andere Art und Weise wieder mit ihm verbinden.

Das Selbst ist unser ursprünglicher Wesens-Zustand, der dem traumlosen, gedankenfreien Tiefschlaf entspricht. Dieser Zustand ist latent immer in uns vorhanden, er durchdringt aus der Sicht Ramanas Mensch und Tier und sogar die Natur. Aufgrund unserer Denkfunktion haben wir Menschen die Möglichkeit, diesen Zustand in uns bewusst werden zu lassen.
(Traum und physische Realität haben aus dieser Sicht den gleichen Wahrheitsgehalt: Unser Geist – d. h. Gedanken und Emotionen – nehmen lediglich eine andere Frequenz an.)

Für den Weg der Selbst-Befragung empfiehlt Ramana, den Geist vorher durch andere Methoden (Bhakti: Weg der Hingabe an Gott, Transformation der Emotionen, oder Jnana: Weg der Erkenntnis, Transformation des Denkens, oder durch Yoga: Willenskraft) geschult zu haben. Ich empfinde es aus meiner persönlichen Sicht heraus als wünschenswert, dass wir zuerst einmal eine Identität gefunden haben, bevor wir wieder damit beginnen, sie auflösen zu wollen.

Das LEBEN als unser Lehrer

Wir Menschen neigen gerne dazu, unser Leben zu planen und mit der positiven Kraft unserer Gedanken in unserem Sinne auszurichten und damit auch beeinflussen und manipulieren zu wollen. Natürlich ist das völlig in Ordnung, wenn Sie sich dafür entschieden haben. Wenn es aber doch einmal anders kommt, als wir es uns ausgedacht haben, hilft es oft, wenn wir bereits vorher gelernt haben, loszulassen und uns dem Leben hinzugeben (und das ist in Wirklichkeit kein Widerspruch).

Wenn wir uns immer wieder neu in den gegenwärtigen Augenblick öffnen, entsteht zudem ein Gegenwarts-Bewusstsein, das uns frei macht und wir können immer mehr erkennen, dass wir so viel mehr (oder auch weniger) sind, als wir glauben zu sein.

LEBEN beinhaltet so viel mehr, als wir uns vorstellen oder ausdenken können … unsere Freuden, unsere Schmerzen, unser Leid, wir selbst, alles ist im Lebensfluss enthalten, aber LEBEN ist so viel mehr als das. Wenn wir uns dem Leben wirklich öffnen und hingeben, dann entsteht eine ganz natürliche Neugierde in uns, weil wir das Leben in jedem Augenblick neu entdecken, und dadurch wächst auch das Vertrauen, dass wir zur richtigen Zeit am richtigen Ort sind. Die Dinge scheinen „von allein" an den richtigen Platz zu fallen und alles fügt sich scheinbar mühelos ein in das Netz, aus dem das Leben gewebt ist. Und wenn es doch einmal anders kommt, als wir es uns ausgedacht haben, sind die Zeiten von Unklarheit oder Unerwünschtem einfach ein Teil unseres Lebens, und wir haben kein all zu großes Problem mit ihnen.

Zur richtigen Zeit am richtigen Ort zu sein, heißt nicht unbedingt, dass wir diesen Ort immer unmittelbar als angenehm und/oder sicher erleben. Es kann sogar sein, dass wir uns genau dort zuerst einmal ziemlich unsicher fühlen, weil wir nicht so ganz genau wissen, was eigentlich mit uns geschieht. (Vielleicht fühlt sich die Raupe so ähnlich, wenn sie aus ihrem Kokon schlüpft.) Aber genau in dieser scheinbaren Schutzlosigkeit liegt eine immense Kraft: Wenn wir uns genau in diesen Zustand hinein öffnen, entsteht eine Intimität, die uns ganz mit der Gegenwart verbindet, und wir erleben den unendlichen Tanz der Schöpfung direkt und unmittelbar, von innen nach außen und zurück nach innen: Shiva und Shakti, der ewige Tanz des Universums.

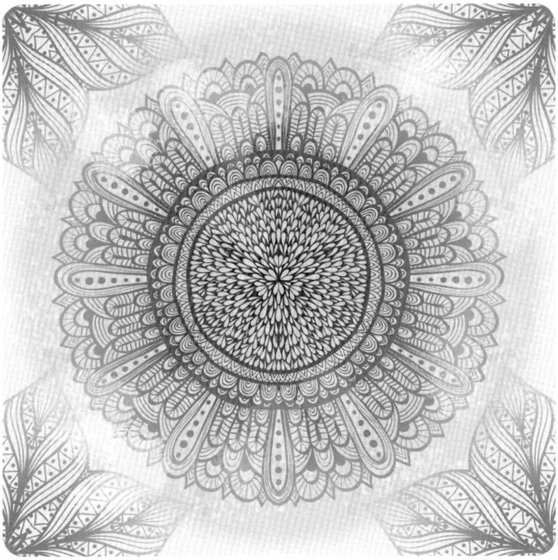

Exkurs
Wer ist Ramana? … und Brauchen wir einen Guru?

Ramana verbrachte die meiste Zeit des Lebens seiner irdischen Form bis 1950 am Fuße des Arunachala, eines heiligen Berges, in Südindien. Er machte als 16-Jähriger die Erfahrung des Todes, die er so vollständig annehmen und integrieren konnte, dass er dadurch das LEBEN erfuhr, das in allem enthalten ist, das lebendige SEIN, die Stille, die alles durchdringt, unser aller ursprünglicher Wesensgrund. Nach dieser Erfahrung verließ er sein Elternhaus und ließ sich am Fuße des Arunachala nieder, wo er bis zu seinem Tode blieb.

Er lehrte hauptsächlich durch Schweigen, wodurch sich die lebendige Stille auf seine Schüler übertrug. Er war bzw. er IST diese Stille, genau wie auch Sie und ich diese Stille SIND.

Ramana weist am Anfang seiner Unterweisungen sehr deutlich auf die Notwendigkeit einer (traditionell indischen) Lehrer/Schüler-Beziehung hin. Ich bin mir nicht sicher, ob diese Notwendigkeit unabdingbar ist. Vermutlich kann durch eine Beziehung dieser Art der Prozess der Selbstergründung wesentlich erleichtert werden.

Bis zu einem bestimmten Grad, aber wirklich nur bis zu einem bestimmten Grad, fällt bei uns im Westen Therapeuten oder „Lichtarbeitern" der einen oder anderen Art diese Aufgabe zu. Ich finde, dass wir uns nicht einengen lassen und alle Möglichkeiten nutzen sollten, die uns zur Verfügung stehen. Folgen wir der Stimme unseres Herzens und dem Weg, den wir – jenseits von Dogmen und Vorschriften – für unser eigenes Gewissen als richtig erkannt haben.

Oft heißt es auch, dass das LEBEN (Selbst) unser Guru ist. Wenn Sie also keinen persönlichen Lehrer oder Guru haben, nehmen Sie das Leben einfach so an, wie es zu Ihnen findet. Verzichten Sie auf überflüssige Gedanken und Bewertungen, die ohnehin nichts nützen. Gerade Leid und Schmerz sind fast immer wunderbare Katalysatoren für Wachstum und Transformation. Es scheint so zu sein, dass wir uns im Leben oft dem stellen müssen, wovor wir am meisten Angst haben, entweder indem wir mental (mit unseren Gedanken und persönlichen Gefühlen bzw. Emotionen) ins Zentrum dieser Angst gehen oder indem das Leben uns genau das bringt, das wir am liebsten umgehen würden, damit wir wirklich das Gesamtpaket dessen, was alles zum Leben gehört, annehmen.

Im Folgenden habe ich die Selbstergründung noch einmal systematisiert, weil ich festgestellt habe, dass es mir oft leichter fällt, mich einzulassen, wenn ich eine Art Leitfaden mit auf den Weg bekomme, an dem ich mich orientieren kann. Ich bin mir aber dessen bewusst, dass ich mich auf dünnem Eis bewege, auf des Messers Schneide sozusagen, wenn ich den Weg der Selbstbefragung als Methode darstelle, denn eigentlich ist diese Form der Selbstbefragung keine Methode und schon gar nicht ein festgelegtes System. Im Grunde ist dieser Weg ein Lebensweg, der sich jeder Systematisierung entzieht. Es geht dabei nicht darum, etwas Neues dazuzulernen, sondern darum, das Denken von überflüssigem Ballast zu befreien, damit wir wieder mit unserem ursprünglichen Seins-Zustand in Kontakt kommen. Nun denn, auf ins Paradox, hier ist sie, die:

„Methode“ der Selbstergründung

Nur der reine Geist, so schreibt Ramana, kann das Selbst entdecken.

Ramana erwähnt, dass es hilfreich ist, wenn wir bereits gelernt haben, unser Denken auf einen Punkt zu konzentrieren, und unser Wesen durch Yoga, Meditation oder vergleichbare Wege geschult ist, damit wir ein paar Minuten still sitzen und unseren Geist zügeln können. Auch an anderer Stelle weist Ramana noch einmal darauf hin, dass es sinnvoll ist, bereits Erfahrungen im Bereich der Meditation gesammelt zu haben, unter anderem auch mit Methoden, die Ihnen in diesem Buch schon begegnet sind (Bhakti, Dhyana, Mantra Japa), ehe wir uns tiefer mit dem Weg der Selbstergründung befassen.

Das Ich ist immer als Erstes da und ohne es gibt es keinen Bezugspunkt in der Welt.

Verfolgen Sie die folgenden Sätze einfach rückwärts, zurück zum Ich, dem Wurzelgedanken. Nehmen Sie jedes einzelne Wort und erleben Sie es, z. B. „Ich liebe Dich“ – Dich (Objekt der Liebe) liebe (das Gefühl) ich (das Subjekt). Somit sind Sie wieder bei der Grundfrage „Wer bin ich?“ angelangt, mit der Sie ebenso verfahren. Dadurch verlangsamt sich Ihr Denken. Nehmen Sie jedes Wort ganz langsam in sich auf, fast so, als ob sie es kauen würden.

Praxis
„Methode der Selbstergründung" in 7 Schritten

1. Schritt:	Besinnen Sie sich auf ein Thema, das für Sie wesentlich ist. Oder stellen Sie sich wahlweise einfach die Frage: „Wie geht es mir?"
2. Schritt:	Stellen Sie sich die Frage: Wer erlebt (diesen Schmerz, diese Freude, …)?
3. Schritt:	Antwort: „Ich". Darauf folgt ganz natürlich die Frage:
4. Schritt:	„Wer bin ich …?"

Hier weiche ich etwas von der „klassischen" Selbstbefragung ab, und ich stütze mich dabei auf Ramana hochstpersönlich, denn er weist in Vers 14 in Wer bin ich?/ Nan Yar? indirekt darauf hin, dass es bei der Selbstbefragung wesentlich ist, die eigene Intuition zu finden und zu schulen, um das Selbst zu ergründen und zu verwirklichen. Weil ich für mich selbst festgestellt habe, dass ich meine Intuition am leichtesten finde, wenn ich mich dem gefühlsbetonten Erleben einer Situation öffnen kann, folgt an dieser Stelle der

5. Schritt:	Stellen Sie sich die Frage: Wie fühle ich mich dabei? Und erlauben Sie es sich,
6. Schritt:	diese Antwort, wirklich, von Grund auf, gefühlsmäßig zu erleben.

Dabei können die unterschiedlichsten Gefühle (Emotionen) auftauchen. Ich fühle mich an dieser Stelle oft sehr offen und nackt, irgendwie schutzlos, wie ein frisch geborenes Baby oder wie ein frisch geschlüpfter Schmetterling, der gerade seine ersten Flügelschläge tut. Lassen Sie Ihre Achtsamkeit in dem Gefühl, das bei Ihnen auftaucht, ganz egal, um welches Gefühl es sich dabei handelt, und trennen Sie das Gefühl von der Geschichte, von der Begebenheit, die es ausgelöst hat und die Sie damit verbinden, damit Sie ohne Wenn und Aber das nackte, unverfälschte Gefühl erleben. Manchmal wird Ihre Konzentration nach einer kürzeren oder längeren Zeit nachlassen. Nehmen Sie das als Zeichen, wieder zurückzukehren zu Schritt 2, und die Schritte 2 – 4 zu wiederholen.

Oft geschieht es nach einer Zeit der Selbstbefragung, und manchmal auch sofort, dass wir mit unseren archetypischen, ganz tief in uns verborgenen Ur-Ängsten konfrontiert werden, z. B. mit der Angst vor dem eigenen Tod oder dem Trieb der Selbsterhaltung. An dieser Stelle ist es wesentlich, direkt ins Zentrum der Angst einzutauchen und es sich zu erlauben, die Angst zu erleben – ganz gleich, um welche Angst es sich dabei handelt. Trennen Sie auch hier die Angst der sie umhüllenden „Geschichte“. (Darauf werde ich etwas weiter unten noch einmal näher eingehen.) Das bringt Sie wieder zurück zu den Schritten 5 und 6, und immer liegt auf dem Grund des Kerngefühls die überraschende Erfahrung einer sehr alleinigen und sehr lebendigen Stille, die Glück und Frieden enthält.

Individuelles Bewusstsein (Punkt, Seelenfunke) erkennt absolutes Bewusstsein (Leben). Schlussendlich, wenn Sie stabil und sicher in der Grund-Wahrnehmung unendlichen Glücks und Friedens verankert sind, finden wir in den

7. Schritt,	in dem es darum geht, sich immer tiefer in diesen Zustand, Ramana würde vermutlich sagen, in die Wirklichkeit des Selbstes, hinein zu entspannen, damit dieses mehr und mehr zu einem bewussten Teil Ihres Wesens wird. Es geht also darum, Techniken und mentale Disziplinen loszulassen und sich in den Zustand zu entspannen. Geben Sie sich Zeit und Raum, sich daran zu gewöhnen, so dass der Zustand sich irgendwann natürlich für Sie anfühlt.

Das Schöne an diesem Weg der Selbstbefragung ist, dass er sich immer und überall praktizieren lässt, in jeder Körperhaltung, in jeder Lebenssituation, und natürlich auch im Lotos-Sitz oder einer anderen traditionellen, yogischen Sitzhaltung als Weg der Meditation. Meine eigene Erfahrung ist, dass die Wege zum „Andocken" in den beschriebenen Zustand immer kürzer werden und die Zeiträume, in denen „Es" mich durchdringt (bzw. in denen ich mir dessen bewusst bin), immer länger andauern. Es gibt nichts, was ich dafür tun muss, es ist ein Entspannen in mein ursprüngliches Wesen oder auch in das, was aktuell in mir ist, zum Beispiel, dass ich „es nicht weiß". Ich habe Gedanken, Gefühle und körperliche Empfindungen, aber sie sind nicht, was ich bin. Sie bewegen sich im Feld dessen, was ICH BIN, sie kommen und gehen, und sie sind nicht von Dauer. Weil es wirklich wichtig ist, möchte ich noch einmal betonen, dass Liebe, Glück, Freiheit und Frieden keine Emotionen und nicht einmal Gefühle sind, sondern unser ursprünglicher Seins-Zustand.

Ramana spricht immer wieder davon, dass wir im Tiefschlaf am glücklichsten sind, weil wir uns währenddessen unseres Ichs, unserer Identifikationen, nicht bewusst sind. Unser Körper ist Form, und diese Form hat einen Namen und bestimmte Eigenschaften, wie Geschlecht, Alter, Charakter, mit denen wir uns identifizieren. Das verschleiert die Wirklichkeit. Wo immer sich Name und Form zeigen, entfernen wir uns von der Wahrheit, denn Name und Form sind nicht von Dauer. Name und Form folgen uns nicht in den Schlaf.

Ich empfehle Ihnen deshalb, den Weg der Selbstergründung noch eine Ebene tiefer sinken zu lassen. Fragen Sie sich:

Wer bin ich, ohne Name, ohne Form …?

Es folgt eine Advaita-Meditation, die ich durch Gangaji gelernt habe. Ich empfinde Sie als so wesentlich und tiefberührend, dass ich dieses Buch nicht schließen kann, ohne sie Ihnen vorzustellen.

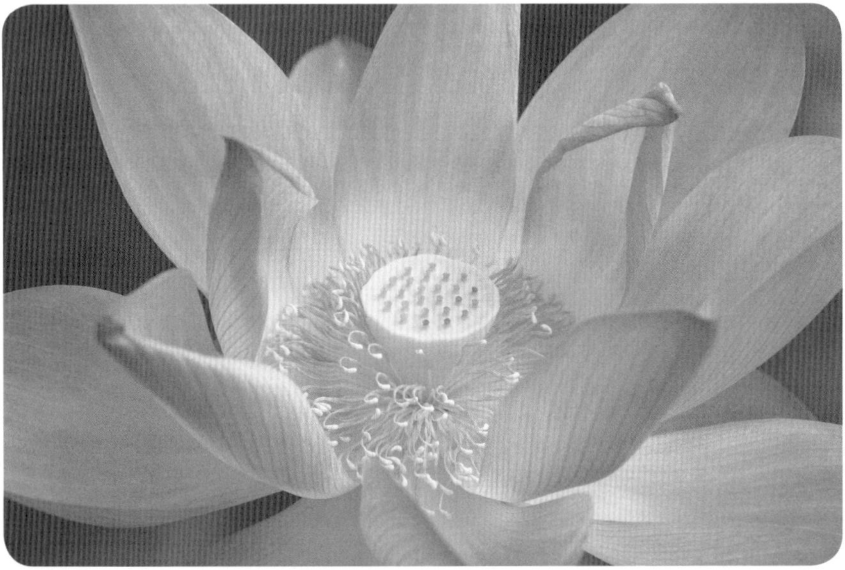

Praxis
Advaita-Meditation

Finde einen Platz, an dem Du mit mit Dir allein sein kannst. Du kannst diese Worte verwenden, aber Du kannst sie auch einfach loslassen, denn sie sind nur ein Hinweis auf das, was wesentlich ist … Mach es Dir bequem. Du brauchst dafür keine bestimmte Haltung einzunehmen. Vielleicht sitzt Du einfach ganz bequem in Deinem Sessel oder Du legst Dich auf den Boden. Natürlich darfst Du auch in einer Meditationshaltung sitzen, wenn das für Dich angenehm ist … Löse Deinen Gürtel und mach Platz für Deinen Körper, damit er sich entspannen und frei atmen kann … Spüre, wie Du Deinen Körper mehr und mehr der Entspannung überlässt.

Spüre Deinen Atem.
Vielleicht „siehst" Du, wie Dein Atem tief nach innen fällt, und noch tiefer nach innen, und wie er sich sehr weit nach außen ausdehnen kann, in Dir und über Dich hinaus … Und mach Dir bewusst, dass „tiefer" und „weiter" nur ein Konzept ist, eine Idee …

Lass jetzt all Deine Gedanken los.
Und wenn ein Gedanke auftaucht, nimm ihn als ein Zeichen, dass Du deine Wahrnehmung noch tiefer nach innen lenkst … Spüre, wie Deine Achtsamkeit noch tiefer nach innen sinkt … Es ist ein ganz einfacher Weg, wie Du ganz tief in Dir ankommen kannst.

Spüre Deinen Körper, tief entspannt. Spüre, wie er sich auflöst …

Wenn eine Emotion auftaucht, irgendetwas, von dem Du glaubst, dass es Deinem „Ich" Sinn und Richtung gibt – Nimm es als Zeichen, Deine Wahrnehmung noch tiefer nach innen gleiten zu lassen … Und erinnere Dich, Innen und Außen sind nur Konzepte …

Und wenn Du die Frage liest oder hörst: ***„Wer bin ich?"***, dann stell dir jetzt im Geist die Frage selbst: WER BIN ICH …? und wenn dann ein Bild von deinem Körper auftaucht, lass dieses Bild als äußeres Objekt erscheinen und nimm es als ein Zeichen, Deine Aufmerksamkeit noch tiefer nach innen zu lenken.

WER BIN ICH …?

Woher kommt diese Frage? Wenn Du diese Frage in den Raum zurücksinken lässt, aus dem sie ursprünglich kommt …, wenn sie zurückfällt in den Raum des Ursprungs, was bleibt dann …?

Erkenne den Gedanken, der Dir das erklären will.

Nimm ihn als ein Zeichen, noch tiefer zu gehen …
… tiefer als Dein Körper
… tiefer als Deine Gedanken, Emotionen und Gefühle
… tiefer als Dein Herzschlag und als alles, was Dich benennen kann.

Bleibe, so lange Du es möchtest, und ruhe Dich aus … Lass für den Augenblick alle Erklärungen los. (Die Erklärungen können später als Einsichten zu Dir zurückfinden).

Ohne Körper, ohne Ich … DAS BIST DU.

Und diese Worte sind nur ein Hinweis auf den Raum, aus dem die Worte kommen, und dieser Raum ist … jetzt und hier … genau dort, wo Du in diesem Augenblick bist.

Namasté.

Ohne Wünsche sind Sie frei!
Lassen Sie – nur für einen Augenblick – das Konzept fallen, dass Sie glücklich wären, wenn sich dieser oder jener Wunsch in Ihrem Leben erfüllen würde, wenn dieses oder jenes tiefer liegende Verlangen in Ihnen gestillt wäre.

Lassen Sie Ihre Wünsche einfach einmal warten.

Denn wenn Sie eine Sehnsucht oder ein Verlangen aufgreifen, um es zu befriedigen, wird Sie das auf Dauer nicht glücklich machen. Meistens sind wir Menschen so konditioniert, dass wir nach einer erfüllten Sehnsucht wieder die nächste aufgreifen und dann wieder die nächste und die nächste, es ist eigentlich eine Endlosschleife. Wünsche, Sehnsucht und Verlangen haben immer etwas mit Zukunft oder Vergangenheit zu tun und beinhalten eine Projektion in ein Zeitfenster, in dem wir in der physischen Realität nicht verankert sind.

Wenn Sie sich stattdessen öffnen, um den gegenwärtigen Augenblick in seiner Vollkommenheit zu empfangen, entfaltet sich jeder Augenblick völlig frisch und neu, und Sie können ihn mit der Neugierde und Unschuld eines Kindes entdecken – frei von Konzepten, Wünschen und Vorstellungen, wie er sein sollte. Wenn es Ihnen gelingt, nur für einen Augenblick Vergangenheit und Zukunft zu vergessen und sich jetzt und hier einzufinden, werden Sie feststellen, dass Sie ganz automatisch frei sind von Wünschen aller Art.

Sie brauchen dafür nichts zu tun.

Sie brauchen einfach nur glücklich zu sein.

Exkurs
Hoffnung

Hoffnung ist eine recht zwiespältige Emotion, denn indem wir sie in uns nähren, projizieren wir unser Ich in eine andere, in eine vielleicht bessere Zukunft, denn wir möchten einen Ist-Zustand, den wir gerade erleben, vermeiden oder verändern – egal, ob auf persönlicher oder globaler Ebene. Es kann sein, dass wir entweder etwas besitzen möchten oder dass wir etwas aus unserem Leben entfernen möchten, das uns nicht gefällt, oder etwas hinzufügen, von dem wir denken, dass wir es brauchen.

Ich meine damit nicht, dass es falsch ist, wenn Sie Wünsche haben, denn das bindet Ihren Geist an den Körper und hält Sie auf der diesseitigen Ebene wach und lebendig. Aber ich bin auch der Ansicht, dass es notwendig ist, dass Sie Ihre Wünsche und die dazugehörige Emotion der Hoffnung loslassen.

Dazu ist es notwendig, dass Sie es sich erlauben, sich so zu fühlen, als ob sich ihr Wunsch bereits erfüllt hätte, so dass Sie ohne Wenn und Aber glücklich und rundum zufrieden sind. Dann lösen Sie den Wunsch aus der ihn umhüllenden Geschichte, von dem Menschen oder aus der Situation und bewahren das Gefühl der Fülle in sich, während Sie es in vollem Vertrauen der Weisheit des Lebens überlassen, was mit Ihrem Wunsch passiert …

Und ganz ehrlich, wer wird in 300 Jahren danach fragen …?

Vielleicht beschleicht Sie auch manchmal ein leicht mulmiges Gefühl, wenn Sie die Nachrichten hören und damit verbunden die Hoffnung, dass der Kelch an Ihnen und Ihren Liebsten vorübergeht, die Hoffnung darauf, dass Katastrophe, Hunger und Krieg auch die nächsten gefühlten 70 Jahre kurz vor Ihrer Haustür einhalten, dass das relativ hohe Sicherheitsniveau in Europa erhalten bleibt und die Finanzmärkte nicht in die Inflation absinken.

Ich möchte Sie bitten, sich – nur für einen Augenblick – in den Zustand einer absoluten Hoffnungslosigkeit hineinzubegeben.

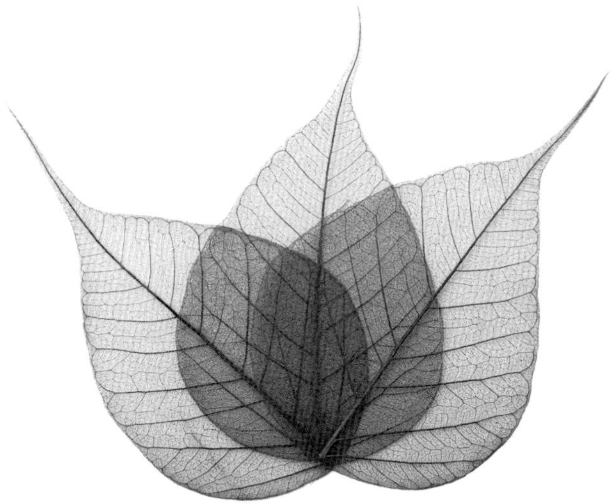

Praxis
Übung „Seien Sie hoffnungslos!“

Diese Praxis bringt Sie mit dem Zustand einer hoffnungslosen Freiheit in Verbindung. Damit ist nicht der leicht depressive oder fatalistische Zustand der Hoffnungslosigkeit gemeint, in dem Sinn: Wie soll das alles noch werden? Ganz im Gegenteil: Das Resultat ist eine unmittelbare Klarheit, frei von jeder Illusion.

Was ist es, wovor Sie am meisten Angst haben?

Ich möchte Sie bitten, sich dem Gefühl bzw. der Wahrnehmung zu öffnen, dass die Katastrophe – egal ob persönlich oder global, jetzt und hier geschieht und unausweichlich ist. Begegnen Sie ihr so, als ob Sie wirklich jetzt! geschähe und dass es für Sie keine Möglichkeit gibt, zu fliehen oder auszuweichen.

Konfrontieren Sie sich mit dem, was für Sie persönlich am schlimmsten ist.

Sie stehen ganz allein, und Sie stehen für sich selbst ein, an dem Ort und zu der Zeit, in die Sie Ihr Leben platziert hat.

Begegnen Sie der Katastrophe mit all Ihrem Mut, voller Kraft und Entschlossenheit.

Und es ist wirklich das Ende von allem.

Begegnen Sie dem, was ***jetzt und hier und immer*** in Ihrem Leben ***ist.***

Begegnen Sie dem, was in Ihnen ist, wenn Sie frei sind von Hoffnung und Illusion.

Zur Autorin

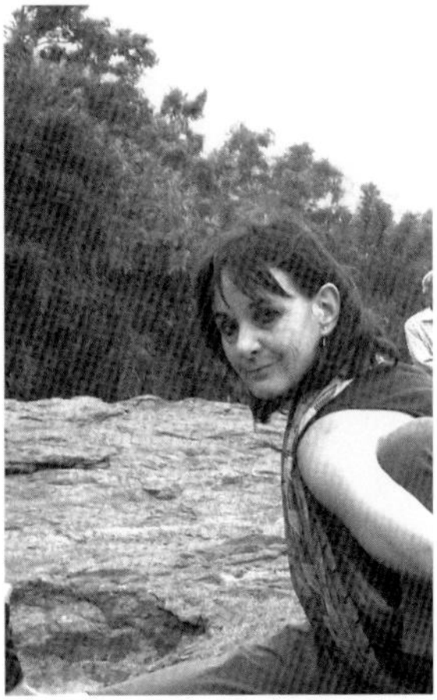

Ich habe das Glück, dass ich seit mittlerweile über 30 Jahre meinen Lebensunterhalt durch das Lehren von Yoga erwirtschafte, und ich bin sehr dankbar und glücklich, dass das so ist. Ein Leben ohne Yoga ist auch ohne den wirtschaftlichen Aspekt für mich sehr schwer vorstellbar geworden. Ich möchte noch einmal betonen, dass es nicht in meinem Sinn ist, Sie von etwas überzeugen zu wollen, das nicht Ihren innersten Werten entspricht, weil ich zutiefst an die Freiheit jedes einzelnen Menschen glaube. Wenn dieses Buch dazu beigetragen hat, dass Sie den einen oder anderen Impuls bekommen haben, Ihr eigenes Wertesystem zu hinterfragen oder auch neu zu sortieren, bin ich voller Dankbarkeit, dass es zu Ihnen gefunden hat.

In meinem Leben gab es bestimmte Situationen und auch Krisen, die es mir im Nachhinein unmöglich machen, an der Existenz einer Kraft oder Energie, die jenseits (und gleichzeitig auch innerhalb) meines Alltags-Denkens und –Fühlens liegt, zu zweifeln. Dabei möchte ich offen lassen, wie diese Kraft oder Energie aussieht.

Und doch lassen sich subjektive Erfahrungen oft nicht als allgemeingültig beweisen oder nahtlos auf andere Menschen übertragen. Wohl auch deswegen ist die Sprache der Mystiker, ganz gleich welcher Religion oder Tradition, auch stets das ICH BIN. Dieses ICH BIN bringt uns in den Raum eines unmittelbaren Gegenwarts-Bewusstseins, eines glücklichen Seins, in dem wir mehr und mehr lernen können, ganzheitlich dort zu sein, wo wir sind.

Mit diesem Zurückholen der Gedanken und Emotionen in den Körper und in den gegenwärtigen Augenblick hatte ich mich bereits einige Jahrzehnte lang beschäftigt, ehe die Frage nach Gott auch im Bereich der Meditation wieder eine unmittelbarere Rolle für mich zu spielen begann und die Meditationen des Raja-Yoga und der Weg der Selbstergründung in mein Leben zurückfanden.

Dank ...

... geht hier an allererster Stelle an meinen Freund und Lehrer für Raja-Yoga, Hermann Rogl, ohne den es dieses Buch so nicht gäbe. Ich möchte hier ebenfalls meiner ersten spirituellen Lehrerin für Hatha- und Raja-Yoga, Elisabeth Haich, danken für ihr wunderbares Buch „Einweihung“ und für alles, was ich bei ihr lernen durfte sowie meiner Lehrerin für Hatha-Yoga und Freundin fürs Leben, Gabriele Gries-Huffener (Gauri Devi), die leider viel zu früh verstorben ist.

Ich verneige mich vor der bk Lineage, allen voran Dadi Janki und Sister Jayanti, für die Beiträge, die sie zur Evolution des menschlichen Bewusstseins leisten. Ebenso sehr danke ich Gangaji und Eli Jaxon Bear für die Übermittlung des Advaita Vedanta, von denen ich immer wieder neu an meine innerste Wirklichkeit erinnert werde. Durch sie wird ein wesentlicher Zweig der Übertragungslinie von Ramana Maharishi bewahrt und für den westlichen Menschen zugänglich gemacht. Ich bin dankbarer, als Worte ausdrücken können, für diese Wege der Selbsterkenntnis.

Dank sei meinem Lebenspartner Michael, dass er immer wieder mit mir den Boden bereitet, auf dem ich meine Kreativität in aller Freiheit und Geborgenheit verwirklichen kann. Ein ganz großes Dankeschön an Werner Vogel und den Verlag Via Nova. Ich bin so froh, dass mein Herzensprojekt den Weg in eine breitere Öffentlichkeit finden kann.

Und wie immer und immer wieder aufs Neue geht mein tief empfundener Dank an meine Schülerinnen und Schüler, die mir seit Jahren und zum Teil sogar seit Jahrzehnten die Treue halten:
Wir gehen alle auf dem gleichen Weg.

Om Shanti und Namaste

Literatur

Desikachar T. K. V., The Heart of Yoga, Inner Traditions
Gangaji: The Diamond in Your Pocket, true sounds media
ebd. You Are That, true sounds media
George, Mike: The 7 Myths of Love, 0 Books
Gurmukh Khaur Khalsa: The 8 Human Talents, Harper
Haich, Elisabeth: Einweihung, 3Eichen
Ramana, Maharishi: Who Are You, true sounds media
Motoyama, Hiroshi: Theories of the chakras
Nagel, Stefan: Raja-Yoga, bk media
Poonja, H. W. L. (Papaji): Sei still, J. Kamphausen
Ranzinger, Christine: Yin Yoga, Irisiana
ebd. Wellness Yoga n. C. R. ®, Schirner
ebd. Shakti Music, CD, Schirner
ebd. Chakra Meditation, CD, Selbstverlag
ebd. Soham Meditation, CD, Selbstverlag
Strano, Anthony: Eastern Thought for the Western Mind, bk Media
ebd. The Alpha Point, bk Media
Thich Nhat Hanh: Das Wunder der Achtsamkeit, Theseus
Vivekananda, Swami: Vedanta, Der Ozean der Weisheit, O. W. Barth
Whitwell, Mark: The Promise, Atria Books

Bildnachweise:

© fotolia: S. 13 – 22693621, S. 36 – 22693621

© shutterstock.com: S. 31 – 98757680, S. 37 – 194829014, S. 46 –148834058,
S. 54 – 87757234, S. 58 – 111574499, S. 59 – 2021197, S. 60 – 1959719, S. 64 –73374334,
S. 70 – 196679540, S. 73 – 204795673, S. 79 – 96677395, S. 116 – 299546, S. 120 – 146948381,
S. 123 – 218779240, S.139 – 185164367, S. 146 – guIDXAp4BvKu4ybBbVvfvAiOX,
S. 151 – 170999075

Für alle anderen Bilder liegt das Copyright bei der Autorin.

Info zu Advaita Vedanta finden Sie auf der Website von Gangaji www.gangaji.org

Infos zu Raja-Yoga und gesundem Leben gibt es zum Beispiel auf der Website www.hermann-rogl.de

Infos zu meinen Seminaren und Yoga-Retreats finden Sie auf meiner Website www.yogashakti.de
Und ich freue mich wirklich, wenn wir uns
auch im echten Leben (3D) einmal begegnen!

Weitere Bücher aus dem Verlag Via Nova:

Yoga und die Transformation der Gesellschaft

Ein spiritueller Wegweiser / Hardy Fürch

Hardcover, 128 Seiten, ISBN 978-3-86616-333-1

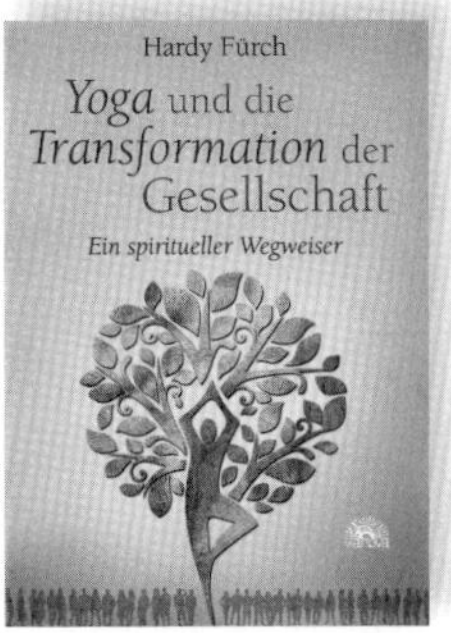

In einer Zeit, in der es im Umgang mit uns selbst, unseren Mitmenschen, der Natur und der Ökonomie grundlegend neuer ethischer Grundhaltungen bedarf, kann die Yoga-Praxis zu einem wahrhaft tiefgreifenden und wirksamen Wandel beitragen. Mit leidenschaftlicher Überzeugung ermutigt dieses kapitalismuskritische Buch, sich mit klarem Geist und weitem Herzen, auf der Grundlage der spirituellen Werte des Yoga, der globalen Krise des 21. Jahrhunderts zu stellen und ihr zu begegnen. Denn der Yogaweg bringt essentielle menschliche Kompetenzen zur Entfaltung, wie Empathie, Achtsamkeit und Selbstgewahrsein - Kompetenzen, die ganz real die Kraft und das Potential haben, die auf gesellschaftlicher Ebene notwendigen Transformationen herbeizuführen.

Yoga für Kinder und Jugendliche

Pädagogik für das Leben: Ausgeglichenheit, Konzentration, Selbstständigkeit
R. Sriram / Kornelia Becker-Oberender

Klappenbroschur, 224 Seiten, 80 farbige Abbildungen,
18 Übungssequenzen, ISBN 978-3-86616-337-9

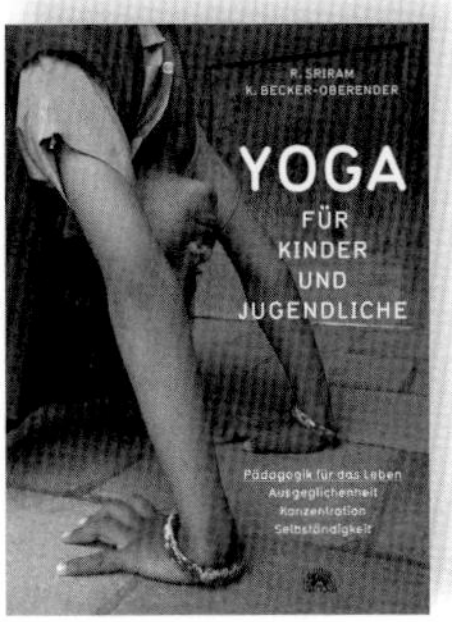

Yoga ist eine wunderbare Möglichkeit, Kinder und Jugendliche an den achtsamen und bewussten Umgang mit ihrem Körper, ihrem Atem und ihrem Geist heranzuführen. Es eröffnet neue Räume für eine rundum gesunde Entwicklung. Ganz wesentlich, damit junge Menschen den Reichtum des Yoga erfahren können, ist eine an Alter und Entwicklung orientierte Praxisvermittlung. Dieses Buch zeigt mit einmaliger Kompetenz, anschaulich und einfühlsam den überragenden pädagogischen Nutzen der Yogapraxis für alle Lebensaspekte junger Menschen in Schule und Elternhaus. Konkrete Übungen, lebendige Reflexionen und feine didaktischen Erläuterungen machen das Buch zu einem unersetzlicher Begleiter für alle, die Yoga als ein Juwel ganzheitlicher Bildung entdecken möchten.

Heilgeheimnisse aus Tibet

Verborgene Kraftpotenziale mobilisieren
Dr. med. Ingfried Hobert

Paperback, 248 Seiten, ISBN 978-3-86616-289-1

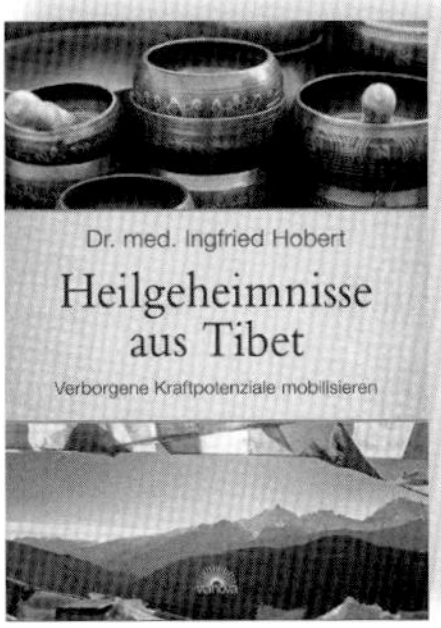

Wie wir das alte Heilwissen aus Tibet für unser heutiges Leben nutzbar machen und ungeahnte innere Potenziale mobilisieren können, das zeigt uns fachkundig, spannend, mit tiefem Wissen und großem Überblick auf eindrucksvolle Weise dieses Buch. Denn alles kann sich verändern, wenn es uns gelingt, den Blick zu verändern, mit dem wir auf uns und die Welt schauen, wenn wir Unbewusstes durchleuchten und die darin verborgenen Schätze erkunden und uns verfügbar machen. Lebendiges altes Wissen will immer wieder neu entdeckt werden und zeigt uns, wie wir kraft unseres Bewusstseins Heilung erlangen können und zu einem freien, selbstbestimmten Leben gelangen.

Weitere Bücher aus dem Verlag Via Nova:

Klarer Geist – weites Herz

Die Wirkung des integrativen Übens im Yoga

Helga Simon-Wagenbach

Hardcover, 240 Seiten, 108 Abbildungen, ISBN 978-3-86616-250-1

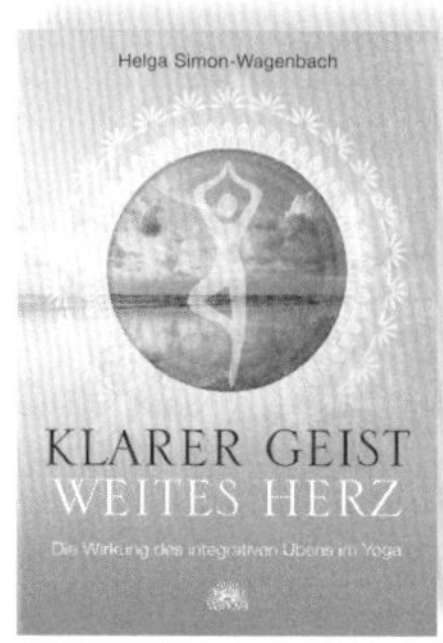

Die integrativeYogapraxis, die zur Balance, zur Meditation und zur Heilung führt, realisiert in einfachen und in anspruchsvollen Übungen das Zusammenwirken von Körper, Atem und höchster Aufmerksamkeit. Spürende Achtsamkeit als innere Haltung ermöglicht dadurch in jeder Yogaübung auch die individuell stimmige Balance zwischen Bemühen und Loslassen. Die Kunst des Übens im Yoga ist es, wie die Autorin anschaulich und nachvollziehbar erklärt, diese verschiedenen Aspekte als wechselseitige Ergänzungen zu erfahren, die zusammengehören und miteinander auf vielfältige Weise kommunizieren. Dabei ist es wichtig, sich immer wieder daran zu erinnern, dass es weniger auf das WAS des Übens als auf das WIE ankommt, um eine innere Vision zu verwirklichen.

Der Aufstieg der Seele

Meditationsübungen des Raja-Yoga

Swami Kriyananda

Paperback, 240 Seiten, ISBN 978-3-86616-298-3

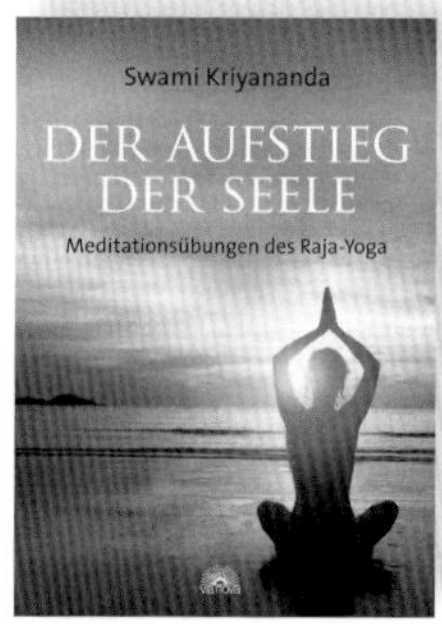

Wer sich auf die Übungen dieses ungewöhnlichen Buches einlässt, ganz gleich ob Anfänger oder Fortgeschrittener, der kann mit dem hier erstmals vermittelten Wissen zu höchstem Bewusstsein gelangen. Die detaillierten, praxisnahen Beschreibungen sowie die sehr konkreten Meditationsanleitungen aus der Tradition des Raya-Yogas führen den Leser Schritt für Schritt zum Erwachen des Geistes. Auch die Auswirkungen auf die Physiologie sowie der Nutzen für das tägliche Leben werden sehr ausführlich beschrieben. Selten zuvor hat es solch klare Anweisungen für den Prozess der Erleuchtung gegeben wie in diesem Buch, das inspiriert ist von der großen Weisheit des berühmten Paramahamsa Yogananda, Autor des Weltbestsellers „Autobiografie eines Yogis".

Sein Bewusstsein auf eine höhere Seinsebene bringen

Geführte Meditationen

Werner Vogel

CD, Laufzeit: 70 Minuten, ISBN 978-3-86616-123-8

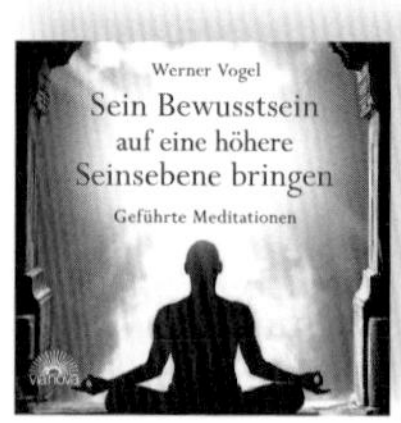

Die Grundübung aller spirituellen Wege ist die Meditation. Das Ziel der Meditation in allen spirituellen Traditionen ist die Erfahrung eines nicht-dualistischen Bewusstseinszustands. Um in den Zustand des Geistes in der bewussten Erfahrung des „ewigen Hier und Jetzt" zu kommen, bedarf es einer stufenweise aufgebauten Übungspraxis. Geführte Meditationen können helfen, den zerstreuten Geist zu sammeln und auszurichten. Dadurch kommt der Übende zur Ruhe und zur Erfahrung der inneren Stille. Der Geist beruhigt sich und wird klar wie die Oberfläche eines aufgewühlten Sees, auf dessen Grund man sehen kann. Schließlich tritt der Zustand der gesammelten inhaltslosen Wachheit im Geist ein und der Übende wird offen und frei für ein höheres Bewusstsein. In der CD werden 3 Meditationsübungen angeboten, teilweise unterlegt mit meditativer Musik.

Lachen – trotz und alledem

Darf ich lachen, wenn ich traurig bin?

Silvia Rößler

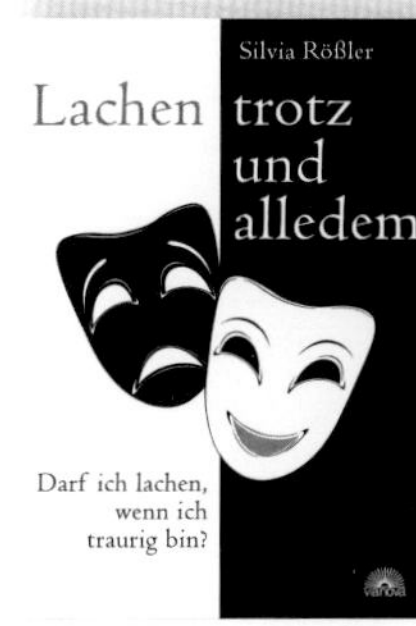

Paperback, 240 Seiten, 19 Zeichnungen, ISBN 978-3-86616-341-6

Dieses Buch ist wahrhaftig ein kostbares Geschenk für alle, die trotz schwerer Krisen, Krankheiten und Schicksalsschlägen wie Trauer und Tod, eine heitere Lebenshaltung entwickeln - oder sich bewahren - möchten. Wie dies gelingen und regelrecht gelernt werden kann, das zeigt uns die Autorin mit bewegenden Beispielen und authentischen Berichten, ganz praktischen Anregungen und Anleitungen aus den Bereichen Lachyoga, Meditation, Tanz, Singen und Malen. Nichts ist befreiender und berührender als ein ehrliches tiefes Lachen, das nicht nur ansteckend wirkt, sondern nachweislich auch Medizin ist für Körper und Seele. Entdecken Sie die Lebenskunst der Heiterkeit!

Spiraldynamik® – Achtsame Körperhaltung

Liegen, sitzen, stehen, gehen - Die besten Übungen für ein neues Körperbewusstsein

Renate Lauper / Dr. med. Christian Larsen

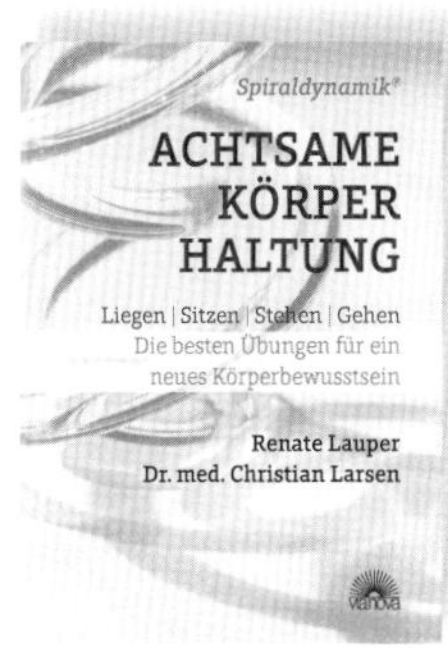

Klappenbroschur, 176 Seiten, 120 farbige Abbildungen, ISBN 978-3-86616-336-2

Entdecken Sie in diesem Buch die preisgekrönte und tausendfach bewährte Erfolgsmethode der Spiraldynamik, die auf einer gänzlich neuen Betrachtung des evolutionären menschlichen Bauplans basiert. Es zeigt einen konkreten und anatomisch sinnvollen Weg, wie Sie sich körperlich verändern und aufrichten können. Erfahren Sie wie durch die Bewusstheit der körperlichen Bewegung und Haltung ein vollkommen neues Lebensgefühl geweckt werden kann - frei von Beschwerden, zentriert, präsent, selbstbewusst, in Würde, kraftvoller Lebendigkeit und Ausstrahlung. Bahnbrechende Einsichten über die menschliche Anatomie und seiner Bewegungen werden hier ganz praktisch und konkret in einem perfekt aufeinander abgestimmten Übungsprogramm vermittelt, das behutsam und nachhaltig in die Aufrichtung führt. Achtsamkeit bedeutet, Körperbewusstsein im Alltag zu kultivieren.

Indische Heilkunst für Frauen

Konzepte und praktische Anwendungen aus dem Ayurveda

Dr. med. Issac Mathai

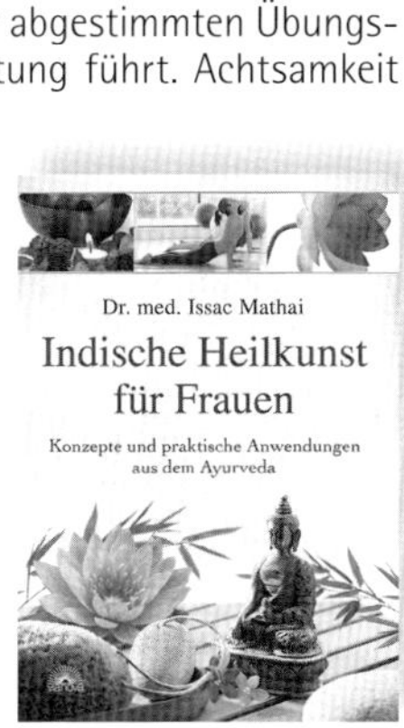

Paperback, 256 Seiten, ISBN 978-3-86616-344-7

Erstmals hat einer der berühmtesten Ayurveda-Therapeuten Indiens, Dr. med. Issac Mathai, einen ganzheitlichen Gesundheitsratgeber ganz speziell für Frauen geschrieben. Eine Schatztruhe voll wertvoller Hinweise und praktischer Anregungen, die Frauen einen neuen Umgang vermitteln bei typisch „weiblichen" Beschwerden, wie Menstruationsschmerzen, depressiven Verstimmungen nach der Geburt oder den Wechseljahren. Die einzigartige Kombination aus Ernährung, Naturheilkunde, Ayurveda, Yoga und Homöopathie kann bei fast allen Symptomen und Diagnosen heilsam und unterstützend angewendet sowie zur Vorbeugung und Regeneration gezielt genutzt werden. Geordnet nach den Lebenszyklen ist dieses Gesundheitsbuch ein hilfreicher Wegbegleiter für alle Lebenslagen, den eine Frau immer zur Hand haben sollte!